Michael Damouras

Evaluation der Primärstabilität von dentalen Implantaten

Michael Damouras

Evaluation der Primärstabilität von dentalen Implantaten

Südwestdeutscher Verlag für Hochschulschriften

Impressum / Imprint
Bibliografische Information der Deutschen Nationalbibliothek: Die Deutsche Nationalbibliothek verzeichnet diese Publikation in der Deutschen Nationalbibliografie; detaillierte bibliografische Daten sind im Internet über http://dnb.d-nb.de abrufbar.

Alle in diesem Buch genannten Marken und Produktnamen unterliegen warenzeichen-, marken- oder patentrechtlichem Schutz bzw. sind Warenzeichen oder eingetragene Warenzeichen der jeweiligen Inhaber. Die Wiedergabe von Marken, Produktnamen, Gebrauchsnamen, Handelsnamen, Warenbezeichnungen u.s.w. in diesem Werk berechtigt auch ohne besondere Kennzeichnung nicht zu der Annahme, dass solche Namen im Sinne der Warenzeichen- und Markenschutzgesetzgebung als frei zu betrachten wären und daher von jedermann benutzt werden dürften.

Bibliographic information published by the Deutsche Nationalbibliothek: The Deutsche Nationalbibliothek lists this publication in the Deutsche Nationalbibliografie; detailed bibliographic data are available in the Internet at http://dnb.d-nb.de.

Any brand names and product names mentioned in this book are subject to trademark, brand or patent protection and are trademarks or registered trademarks of their respective holders. The use of brand names, product names, common names, trade names, product descriptions etc. even without a particular marking in this work is in no way to be construed to mean that such names may be regarded as unrestricted in respect of trademark and brand protection legislation and could thus be used by anyone.

Coverbild / Cover image: www.ingimage.com

Verlag / Publisher:
Südwestdeutscher Verlag für Hochschulschriften
ist ein Imprint der / is a trademark of
OmniScriptum GmbH & Co. KG
Heinrich-Böcking-Str. 6-8, 66121 Saarbrücken, Deutschland / Germany
Email: info@svh-verlag.de

Herstellung: siehe letzte Seite /
Printed at: see last page
ISBN: 978-3-8381-5072-7

Zugl. / Approved by: Frankfurt, Univ., Diss., 2010

Copyright © 2015 OmniScriptum GmbH & Co. KG
Alle Rechte vorbehalten. / All rights reserved. Saarbrücken 2015

Inhaltsangabe

Seiten

1. Einleitung ... 2
   - 1.1. Knochenheilung ... 3
   - 1.2. Primärstabilität von Implantaten ... 8
   - 1.3. Methoden zur Bestimmung der Implantatstabilität ... 9
   - 1.4. Einfluss der Implantatgeometrie auf die Implantateinheilung ... 16
     - 1.4.1. Allgemeine Konstruktionsprinzipien und Implantattypen ... 16
     - 1.4.2. Primär- bzw. Sekundärstabilität und Rotationssicherung ... 18
     - 1.4.3. Einfluss der Oberfläche (Makro- und Mikrodesign) auf Knochen-Implantat Kontakt und Verankerungsfestigkeit ... 21

2. Fragestellung ... 36

3. Material und Methoden ... 37
   - 3.1. Auswahl des Tierknochens ... 37
   - 3.2. Auswahl des Implantatsystems ... 37
   - 3.3. Implantatinsertion ... 37
   - 3.4 Chirurgisches Procedere ... 38
   - 3.5. MicroCT-Messungen ... 46
   - 3.7. Histomorphometrische Untersuchungen ... 48
   - 3.8. Statistische Auswertung ... 49

4. Ergebnisse ... 50
   - 4.1. Histologische Ergebnisse ... 50
   - 4.2. Histomorphometrische Ergebnisse ... 51
   - 4.3. Mikroradiologische Ergebnisse (μCT) ... 55
   - 4.4 Statistische Auswertung ... 56

5. Diskussion ... 58

6. Literatur ... 64

7. Zusammenfassung ... 79

8. Summary ... 80

9. Appendix ... 81

10. Danksagung ... 102

1. Einleitung

Die orale Implantologie hat sich in den letzten 20 Jahren mehr und mehr durchgesetzt. Sie ist zu einem wichtigen Bestandteil der modernen Zahnmedizin geworden. Diese Entwicklung basiert auf den fundamentalen Forschungsergebnissen der Arbeitsgruppen von Prof. P. I. Brånemark an der Universität Göteborg und Prof. A. Schroeder an der Universität Bern, die vor über 25 Jahren unabhängig voneinander zeigen konnten, dass enossale Titanimplantate im Kieferknochen eine zuverlässige Verankerung mit direkten Knochen-Implantat-Kontakten erzielen können (Brånemark et al., 1969; Schroeder et al., 1976). Dieses Phänomen wird heute allgemein als Osseointegration oder „funktionelle Ankylose" bezeichnet (Brånemark et al., 1977; Schroeder et al., 1978; Schroeder et al., 1981). Brånemark et al. (1979) definierten erstmals den Begriff der Osseointegration als eine direkte Verbindung zwischen Knochen und Implantat, die den Belastungskräften standhält. Diese Definition kann aus heutiger Sicht allerdings nur unter dem Lichtmikroskop nachvollzogen werden, da eine direkte Verbindung zwischen Knochen und Implantat unter dem Elektronenmikroskop nicht darstellbar ist. Eine der ersten Definitionen der Osseointegration wurde von Albrektsson et al. (1981) gegeben. Diese definierten die Osseointegration als eine direkte funktionelle und strukturelle Verbindung zwischen lebendem Knochen und der Oberfläche eines belasteten Implantates. Anschließend wurden noch einige andere Definitionen der Osseointegration präsentiert. Albrektsson und Johansson (2000) fordern einen minimalen direkten Kontakt zwischen Knochen und Implantatoberfläche von 90%-95%, um eine erfolgreiche Osseointegration zu erzielen. Dieser hohe Grad des Kontakt-Anteils für die Osseointegration sollte den Kreisumfang eines Implantats vollkommen umgeben. Entsprechend Zarb und Albrektsson (1986) basiert die einzige akzeptable Definition der Osseointegration allein auf der klinischen Untersuchung. Diese Autoren beschreiben die Osseointegration als einen Prozess, in dem eine klinisch asymptomatische, starre Fixierung von alloplastischem Material im Knochen erreicht wird, die während der funktionellen Belastung aufrechterhalten bleibt. Um ein orales osseointegriertes Implantat als erfolgreich zu bezeichnen, muss es mehrere Kriterien in Bezug auf die Funktion (Fähigkeit zu kauen), die Gewebephysiologie (dauerhafte Anwesenheit der Osseointegration), den Mangel an Schmerz und anderen pathologischen Prozessen sowie die Patientenzufriedenheit (Ästhetik und Mangel an Missbehagen) erfüllen. Dementsprechend führen alle symptomatischen mobilen Implantate bis hin zu Implantaten mit einem periimplantären Knochenverlust von mehr als 0.2 mm nach dem ersten Belastungsjahr oder blutende Taschen mit einer Taschentiefe von mehr als 5 mm zum Misserfolg. Das

Behandlungskonzept der Osseointegration basiert darauf, Implantate im knöchernen Lager stabil zu verankern und diese Stabilität während der funktionellen Belastung der Implantate langfristig aufrechtzuerhalten. Diese initial mit der Insertion des Implantats erzielte Stabilität (die so genannte Primärstabilität) wird als einer der Schlüsselfaktoren im Hinblick auf eine Osseointegration betrachtet. Die Primärstabilität ist dabei ein rein mechanisches Phänomen und wird durch die lokale Knochenqualität und -quantität, die chirurgische Aufbereitungstechnik, das Implantatdesign sowie die Oberflächenbeschaffenheit des Implantates beeinflusst. Unter Sekundärstabilität versteht man dagegen die Zunahme an Implantatverankerung, die auf der nach der Implantatinsertion einsetzenden knöchernen Wundheilung durch Knochenbildung und Knochenremodelling basiert. Die sekundäre Implantatstabilität hängt deshalb von einer Reihe von Faktoren ab: Biokompatibilität, Geometrie, Primärstabilität und prothetische Belastung. Wenn diese Faktoren in der richtigen Weise koordiniert werden, tragen sie dazu bei, die Osseointegration auszubilden. Dies erlaubt eine wirksame Adaption der Knochenmasse und Knochenanordnung an die lokalisierten Belastungen durch das Implantat und damit eine wirksame Funktion.

In einer Zusammenstellung der Faktoren für eine erfolgreiche Implantateinheilung haben Watzek et al. (1985, 1988) immer wieder auf den Stellenwert einer präzisen und möglichst atraumatischen Operationstechnik hingewiesen. Dies soll einerseits eine kongruente Implantatbettpräparation und damit einen primär festen Sitz des Implantates gewährleisten (Roberts et al., 1984; Donath und Kirsch, 1986) und andererseits eine große Wärmeentwicklung und damit eine Knochengewebsschädigung vermeiden (Lentrodt und Bull 1976; Eriksson und Albrektsson, 1983; Lekholm 1983; Albrektson et al., 1984; Matthews et al., 1984). Ebenfalls ist bei dieser Operationstechnik die Einhaltung der Forderung allgemeiner chirurgischer Prinzipien wie Sterilität und minimaler Gewebstraumatisierung (Lundskog, 1972; Eriksson und Albrektsson, 1983) hervorzuheben sowie die Einführung genormter, der Implantatform analoger Operationsinstrumente und die Empfehlung zweiphasiger Implantationstechniken (Brånemark et al., 1969; Koch, 1976; Schulte und Heimke, 1976; Scuh et al., 1981).

1.1. Knochenheilung

Der Einheilungsprozess der zurzeit gebräuchlichen dentalen Implantatmaterialien wie Titan, Aluminiumoxidkeramik und Hydroxylapatit kann dadurch charakterisiert sein, dass eine vorwiegend bindegewebige oder knöcherne Reaktion des umgebenden Gewebes erfolgt. Bei einer reinen bindegewebigen Einheilung wird das Implantatmaterial durch kollagene Fasern und Proteoglykane abgekapselt und kann infolge einer bakteriellen (aszendierenden) Entzündung verloren gehen. Im Falle einer vorwiegend knöchernen Einheilung ist ein mehr oder weniger großflächiger Kontaktbereich zwischen Implantat und knöchernem Gewebe festzustellen. Gleichzeitig stehen hier jedoch auch Markräume des Knochenlagers im direkten Kontakt zum Implantatmaterial, so dass ein Zutritt von Blutgefäßen und somit auch von verschiedenartigen Zellelementen zur Implantatoberfläche möglich ist. Kommt es zu einer entzündlichen Überlagerung, können derartig eingeheilte Implantate mehrere Jahre stabil im knöchernen Lager verankert und prothetisch belastbar sein. Aufgrund dieser Reaktionen des Organismus auf die eingebrachten Werkstoffe und aufgrund der Tatsache, dass sich diese Materialien nach dem gezielten Eingriff „in situ" befinden, wird allgemein von „Biomaterial" gesprochen. Erkennt der Organismus einen derartigen Fremdkörper, läuft eine chronische Entzündung ab. Das Fremdmaterial wird entweder mit Hilfe von Mikrophagen und Makrophagen bzw. von Riesenzellen beseitigt oder es tritt eine Fibrosierungsreaktion zur Abkapselung des Fremdkörpers ein. Im pathophysiologischen Sinn handelt es sich dann um eine Abwehrreaktion des Körpers. Der Organismus versucht auf diese Weise, einen Fremdkörper unschädlich zu machen. Dabei unterscheidet der Organismus nicht, ob es sich um zufällig eingebrachtes „Fremdmaterial" oder um gezielt eingebrachtes „Biomaterial" handelt. Dieser Aspekt der chronischen Entzündung spielt in der implantologischen Literatur jedoch nur eine untergeordnete Rolle. Verschiedene Autoren (Holtrop et al., 1982; Walters und Schneider, 1985; Popoff et al., 1986) beschreiben die Rolle der Fremdkörperriesenzellen beim Abbau von Knochenmaterial. Die Fähigkeit von Peritonealmakrophagen, Hydroxylapatitkristalle zu phagozytieren, wird von Hirsch et al. (1985) licht- und elektronenmikroskopisch dargestellt. Bei In-vivo Versuchen mit porösem Akrylzement weisen van Mullem et al. (1990) auf vielkernige Riesenzellen hin und beschreiben die bindegewebige Einscheidung des Implantatmaterials.

Man kann zwei verschiedene Mechanismen der Knochenheilung unterscheiden: Eine primäre (direkte) und eine sekundäre (indirekte) Knochenheilung. Die direkte Knochenheilung findet bei Frakturen nach exakter Adaption der Knochenkanten statt, dabei ist der interfragmentäre Spalt im Knochen gefüllt, ohne dass eine intermediäre Formation eines Zwischenproduktes aus Bindegewebe oder Faserknorpel erscheint. Bei der indirekten Knochenheilung kommt es zur Differenzierung eines Zwischengewebes und zu dessen Ersatz durch Knochen im Rahmen einer ossären und enchondralen Ossifikation. In einer späteren Phase kommt es zum

"Haverschen Remodelling", unabhängig davon, ob es sich um eine primäre oder eine sekundäre Ossifikation handelt. In der oralen Implantologie verläuft die Knochenheilung teils auf dem Weg der indirekten Knochenheilung, wenn bestimmte Voraussetzungen vorhanden sind (Ruhigstellung des Implantates, Regenerationsfähigkeit des Gewebes, Infektionsfreiheit). Davies (1998) und später Davies und Hosseini (2000) haben die periimplantäre Knochenheilung ausführlich erklärt. Nach einer Implantation bildet sich im Bereich des chirurgisch bedingten Traumas ein Blutkoagulum, das später durch Einsprossung von Kapillaren organisiert wird. Aus den Kapillaren treten weiter Monozyten und polymorphkernige Granulozyten aus, die das Blutkoagulum nach und nach resorbieren. Nach einigen Stunden kommt es zu einer Ansammlung von Leukozyten und Makrophagen, die die Implantatoberfläche besiedeln. Fibroblasten produzieren Kollagen, den wichtigsten Bestandteil des Bindegewebes. Osteoblasten proliferieren bereits in der ersten Woche nach der Operation sowohl aus dem Knochenmark als auch dem Periost (sog. Osteokonduktion). Im Allgemeinen wird die Implantateinheilung in drei Phasen abgeschlossen. Diese Phasen der Osseointegration wurden von Schenk und Buser (1998) wie folgt definiert:

1. Phase: Bildung von Geflechtknochen (4-6 Wochen postoperativ)
2. Phase: Bildung von lamellärem Knochen (6-12 Wochen postoperativ)
3. Phase: Adaptation der Knochenstruktur gemäß der funktionellen Belastung (Knochenremodelling; erst drei Monate postoperativ)

Primäre Knochenheilung

Bei der ersten und schnellen Phase der primären Knochenheilung ermöglicht eine stabile Fixierung das Einwachsen von Gefäßen und mesenchymalen Zellen in den interfragmentären Spalt sofort nach der Verletzung. Die Knochenanlagerung an den Fragmentenden beginnt innerhalb der ersten Tage, meistens ohne initiale Resorption durch Osteoklasten. Es kommt dabei eher zur Knochenapposition als zum Knochenersatz. Die Struktur des gebildeten Knochens hängt von der Spaltenbreite ab. In Bereichen von 150 µm-250 µm (0.15 mm-0.25 mm), die der Größe der Osteone entsprechen, kommt es zur Auffüllung durch Lamellenknochen. In Bereichen >200 µm kommt es zu konzentrischen Lamellenbildungen. In Bereichen von 500 µm (0.5 mm) kommt es zu einem ähnlichen Knochenbildungsverhalten wie bei kleinen Spalten. Bereiche von >1mm werden langsam und schrittweise durch Geflechtknochen überbrückt.

Eine primäre Knochenheilung ist abhängig von der stabilen Fixierung und einer geringen Spaltenbreite der Fragmente. Wenn diese Voraussetzungen nicht erfüllt sind, können externe Belastungen Mikrobewegungen verursachen, die die gebildeten Strukturen deformieren. Bei sehr schmalen Spalten könnten diese Bewegungen sogar die Zellen und die Matrix zerstören. Es folgt eine Osteoklastenaktivität, die den Detritus beseitigt. Der Spalt wird breiter und eine größere Kallusbildung wird notwendig, um den Defekt zu schließen.

Die Knochenbildungsrate liegt bei Säugetieren zwischen 0.8 und 2.5 μm/Tag. Entlang langsam wachsender periostaler oder endostaler Oberflächen findet man geordnete konzentrische Ablagerungen von Lamellenknochen. In anderen Regionen geht das appositionelle Wachstum schneller voran, vorwiegend in der Nähe von Blutgefäßen. Bei weiterem Wachstum werden die Gefäße umhüllt. Dieser Knochenwall besteht aus Geflechtknochen. Geflechtknochen wird durch Osteoblasten schnell gebildet, so dass auch größere Abstände schnell überbrückt werden. Die weiten Gefäßkanäle werden durch Ablagerungen von Lamellenknochen eingeengt, es entstehen primäre Osteone. Die primären Osteone sind die strukturellen Einheiten des primären Haverschen Knochens.

Jede Fraktur führt zur Unterbrechung der Blutzufuhr, so dass die Fragmentenden partiell nekrotisch werden. Das Ausmaß dieser avaskulären Bezirke hängt von der Anzahl und Lokalisation der intrakortikalen Anastomosen, der lokalen Beteiligung des Periosts und einer möglichen Zerstörung der zentralen Arterien ab. Durch die Unterbrechung der Blutzufuhr in den Haver´schen und Volkmann´schen Kanälen kommt es zum Absterben von Zellen in den Kanälen und den Osteozyten, die in Verbindung mit deren Oberfläche stehen. Es folgt die Pyknose und Lysis der Nuclei mit den klassischen Zeichen der leeren Lakunen. Diese Erscheinungen werden als Nekrose bezeichnet. Bei einer ungestörten Frakturheilung kommt es zur Revaskularisation und zur Substitution dieser Bereiche. Die Revaskularisation geht einher mit der Wiederverbindung von überlebenden Blutgefäßen oder geschieht durch Einwachsen von neuen Blutgefäßen in die bestehenden Kanäle. Dabei werden die Wände dieser Kanäle von einer dünnen Schicht neu gebildeter Knochenmatrix bedeckt. Der größte Anteil der Osteone bleibt nekrotisch.

Die Substitution bedeutet den Ersatz des nekrotischen Gewebes durch neue Osteone. Diese beginnt mit der Osteoklastenaktivität. Die dadurch geformten Resorptionskanäle werden durch Osteoblasten genutzt und verschlossen, indem diese konzentrische Lamellen bilden. Eine Komplettierung der neuen Osteone dauert mindestens 3-4 Monate. Dies wird durch basic multicellular units (BMU), d.h. durch die zeitliche und räumliche Koppelung der Osteoklasten- und der Osteoblastenaktivität bewerkstelligt.

Bei der primären Knochenheilung/Frakturheilung kommt es ohne Ausbildung eines sichtbaren Kallus zur Konsolidierung beider Frakturenden. Dieser Vorgang läuft in zwei Phasen ab:

- Bei der ersten und schnellen Phase kommt es zur appositionellen Knochenbildung mit dem Resultat der Überbrückung von schmalen Spalten durch Geflechtknochen oder durch Lamellenknochen. Wenn die Spalten kleiner als 1mm sind, ist dieser Prozess normalerweise innerhalb von 4-6 Wochen abgeschlossen.
- Die zweite und langsame Phase besteht aus der Substitution und in kortikalen Bereichen aus dem „Haver'schen Remodelling". Dieser Prozess des „Haver'schen Remodelling" führt letztendlich zur Wiederherstellung der Struktur eines kompakten Knochens, unabhängig von der Art der Frakturheilung (primär oder sekundär).

Sekundäre Knochenheilung

Bei der sekundären Knochenheilung kommt es zur Organisation des Fraktuhämatoms durch einwachsendes Granulationsgewebe. An der Kallusbildung sind osteogenetische Gewebe aus der Umgebung der Fraktur (Periost, Endost, Zellen aus den Knochen, Gefäße) beteiligt. Im Frakturspalt entsteht zuerst ein Knorpelkallus, bestehend aus Faserknorpel und Bindegewebe. Gleichzeitig entsteht periostal und endostal in Anlehnung an die Fragmentenden, jedoch in einiger Distanz vom Frakturspalt, ein Knochenkallus (Faserknochen). Die knöcherne Überbrückung der Fraktur ist unter mechanisch instabilen Bedingungen nur über den Umweg des Knorpelkallus möglich. Dieser wird schrittweise mineralisiert und durch einsprossende Gefäße und begleitende Chondroklasten aufgebrochen. Nachfolgende Osteoblasten lagern das erste Faserknochengerüst an die Kalkknorpelreste an. Dieser Vorgang entspricht genau der chondralen Ossifikation an den Epiphysenfugen. Voraussetzung für die Ossifikation ist eine gewisse Eigenstabilität des Knorpelkallus, welche das Eindringen der Gefäße und die Mineralisation erst ermöglicht. Parallel dazu hat in den Fragmentenden der Haver'sche Knochenumbau stark zugenommen. Die devitalisierten Zonen werden ersetzt. Die Osteone wachsen schließlich auch in den neu gebildeten weitmaschigen Faserknochenkallus ein und ersetzen diesen durch kompakten Lamellenknochen. Dieser Umbau dauert so lange an, bis die ursprüngliche Form und innere Struktur wiederhergestellt ist. Dies kann allerdings Monate und Jahre dauern und ist daher nicht für eine Implantateinheilung geeignet.

1.2. Primärstabilität von Implantaten

Allgemein unterscheidet man die Primärstabilität direkt nach der Implantatinsertion, die überwiegend mechanischer Natur ist und durch ein passgenaues Lager bzw. eine rententive Form des Gewindes des Implantatkörpers gekennzeichnet ist, von der Sekundärstabilität, welche nach der knöchernen Einheilung durch biologische Vorgänge zur Knochenneubildung eintritt. Wichtige Voraussetzung für einen langfristig guten Implantat-Knochenkontakt ist mechanische Ruhe, d.h. die Vermeidung von Relativbewegungen (Grenzwert ca. 100 µm) zwischen Implantat und dem umgebenden Knochenlager während der Einheilphase.

Für eine gute Osseointegration von enossalen Implantaten ist der Primärkontakt zwischen Implantatoberfläche und Alveolarknochen von größter Bedeutung. Der Primärkontakt wird primär von den morphologischen Besonderheiten des Implantatbettes sowie sekundär von der Oberflächenbeschaffenheit des Implantates beeinflusst.

Was das Implantatmaterial angeht, so hat sich reines Titan bewährt, welches biokompatibel ist und bedingt durch seine Oxidschicht das darunter liegende Fremdmaterial maskiert. Somit wird Titan nicht als Antigen erkannt (keine Fremdkörperwirkung) und es kann eine Kontaktheilung mit dem umgebenden Gewebe stattfinden. Wichtig für eine gute Primärstabilität ist ein sorgfältiges Vorgehen bei der Präparation des Implantatbettes. Eine langsame Drehzahl des Winkelstücks und die Kühlung mit steriler physiologischer NaCl-Lösung haben sich hier bewährt. Dennoch entsteht bei der Präparation initial, bedingt durch das Trauma, ein nekrotischer Bereich, der wieder regeneriert werden muss.

Für die Heilung dieses Bereiches ist eine gute Vaskularisierung nötig. So wurde nachgewiesen, dass bei porösen Titan-Implantaten eine schnelle Gefäßeinsprossung stattfindet und ein Knochenabbau und Knochenaufbau durch Osteoklasten und Osteoblasten erfolgt. So ist eine angeraute, poröse Oberfläche vorteilhafter als eine feine oder glatt strukturierte Oberfläche.

Einige Implantatsysteme bedienen sich einer schraubenförmigen Oberflächenstrukturierung oder einem geringfügig größeren Implantatdurchmesser, um eine hohe Stabilisierung zu erreichen. Andere Systeme erfordern eine tiefe Implantatdimensionierung im Knochen, wie es auch Brånemark vorgibt, um eine maximale Primärstabilität zu schaffen. Selbsverständlich ist die passgenaue Implantatbettaufbereitung eine Voraussetzung, so dass die Implantatstabilität garantiert wird.

1.3. Methoden zur Bestimmung der Implantatstabilität

Aus klinischer Sicht ist die Verfügbarkeit einer einfachen, nicht-invasiven Messmethode zur Beurteilung der Implantatstabilität sowie der Osseointegration von großem Interesse. Bis heute ist eine Reihe verschiedener Verfahren beschrieben worden, die eine Beurteilung des periimplantären Interface ermöglichen können. Dazu gehören:

- die Periotestmessung
- die Resonanzfrequenzanalyse (RFA)
- die Röntgendiagnostik
- die Mikrocomputertomographie
- die Schneidewiederstandsmessung („insertion torque")
- der Rückdrehtest („reverse-torque test")
- Schall- oder Ultraschall- sowie Impulstest
- die Histologie und die Histomorphometrie
- der Ausdrehtest („removal torque").

In den Anfangsstadien des klinischen Einsatzes enossaler Implantate ging man davon aus, dass durch bloßes Klopfen mit einem Metallinstrument (z.B. einem Spiegelgriff) am Implantat beziehungsweise an der Distanzhülse im Sinne eines Perkussionstests eine zuverlässige Osseointegration festgestellt werden könne. Der durch den Klopfvorgang erzeugte Klang beruht auf den Resonanz- und Dämpfungseigenschaften der Implantateinheit im verankernden Knochen. Diese klinische Messmethode ist jedoch hinsichtlich der Beurteilung der Implantatstabilität beziehungsweise der Osseointegration ungenügend, da einerseits das Ohr des Behandlers zu wenig sensitiv ist, um zwischen dem unterschiedlichen Resonanz- und Dämpfungsverhalten aussagekräftig unterscheiden zu können; andererseits kann durch das bloße Anklopfen am Implantat zu wenig Energie in das zu beurteilende System (Knochen-Implantat-Einheit) gebracht werden, das sich grundsätzlich nicht mit einem derart einfachen Testverfahren adäquat erfassen lässt.

Periotest

Die Beweglichkeit von Zähnen und Implantaten wird mit dem Periotest-Verfahren (Olivé und Aparicio, 1990; Teerlink et al., 1991; van Scotter und Wilson, 1991; Manz et al., 1992; van

Steenberghe et al., 1993; Carr et al., 1995a, b; Cranin et al., 1998) metrisch erfasst. Dieses elektronisch gesteuerte Gerät wurde ursprünglich dazu entwickelt, das Dämpfungsverhalten des Parodonts und damit die Zahnbeweglichkeit quantitativ zu erfassen. Mit einem in einem Handstück integrierten Metallbolzen wird in einer elektronisch gesteuerten Abfolge vier Sekunden lang und viermal pro Sekunde (insgesamt 16 Messungen) gegen den Zahn geklopft und dabei die Kontaktzeit gemessen. Je kürzer dabei die Kontaktzeit (in Millisekunden) ausfällt, desto unbeweglicher ist der entsprechende Zahn. Seit Beginn der 1990er Jahre wurde dieses Messverfahren auch zunehmend zur Beurteilung der Implantatstabilität eingesetzt. Da ein direkt vom Knochen ummanteltes Implantat grundsätzlich eine viel steifere Verankerung aufweist als der natürliche Zahn, ist bei einem derartigen Messverfahren nicht nur mit einem unterschiedlichen, sondern mit einem deutlich geringeren Dämpfungsverhalten zu rechnen. Periotestmesswerte fallen bei einem korrekt osseointegrierten Implantat entsprechend niedriger aus und zeigen im Vergleich zum natürlichen Zahn zudem eine geringere Streuung der Messwerte. Meredith et al. (1997) demonstrierten nicht nur die Beeinflussung der Periotestmessung am Implantat durch diese verschiedenen Variablen, sondern verdeutlichten zugleich auch eine Einbuße an Genauigkeit des Messverfahrens im Hinblick auf eine Implantatstabilitätsbestimmung. Anhand einer Auswertung der Periotestmessung an osseointegrierten Implantaten beschrieb Truhlar et al. (1997), dass der Wert des Periotestverfahrens als diagnostisches Mittel durch die geringe Sensitivität, die geringe Auflösung sowie die Beeinflussbarkeit durch den Behandler als sehr begrenzt einzustufen sei.

Resonanzfrequenzanalyse (RFA)

Hierbei handelt es sich um eine relativ neue, aber noch nicht sehr verbreitete Technik, die mit Hilfe eines kleinen, am enossalen Implantat befestigten Transducers die Mobilität (Vibrationsanalyse anhand des Schalenprinzips) eines osseointegrierten Implantates messen kann (Meredith et al., 1994). Die Eigenschwingung des Implantates wird in Quotienten mit ISQ (Implant Stability Quotient)-Werten von 0-100 graphisch gemessen. Dazu ist zusätzlich ein Instrument und eine geeignete Software erforderlich (Osstell, Sävedalen, Schweden). Der Transducer ist in einen Aluminiumblock eingebettet und wird in verschiedenen Höhen am Implantatpfosten fixiert. Die Resonanz-Frequenz-Messungen wurden bei In-vitro- und In-vivo-Versuchen mit Implantaten durchgeführt, und sie können zur Bestimmung des

Zeitpunktes der Belastung eines Implantates beitragen (Meredith et al., 1996, 1997a, b; Glauser und Meredith, 2001).

Röntgenologische Kontrolle

Abgesehen von der intraoperativen Diagnostik am Implantationssitus werden mittels Zahnfilm auch die periimplantäre Knochendichte sowie häufig auch die Passung der Implantatsuprastrukturen (Distanzhülsen, Gerüstkonstruktionen) beurteilt. In Bezug auf den periimplantären Knochen werden Radioluzenzen entlang der Implantat-Knochen-Kontaktfläche sowie das marginale Knochenniveau untersucht. Die bekannte Implantatgeometrie mit den Gewindeanteilen dient dabei als metrische Referenz zur Charakterisierung des Ausmaßes eventueller Distanzen zwischen Knochen und Implantat. Diese konventionelle Röntgendiagnostik wird oftmals negativ kritisiert, da die Beurteilung anhand einer zweidimensionalen Projektion erfolgt und die Aufnahmetechnik nur schwierig zu standardisieren ist. Zudem ist bemängelt worden, dass die Voraussagbarkeit der Implantatstabilität anhand eines Röntgenbildes in Untersuchungsgruppen mit geringer Prävalenz an instabilen Implantaten sehr gering ist.

Mikrocomputertomographie

Die Mikrocomputertomographie (Micro CT) stellt eine neue Methode zur Darstellung und Quantifizierung von Knochen in sehr hoher Auflösung dar (Rüegsegger et al., 1996). Mit der μCT steht zum ersten Mal ein nicht destruktives, morphometrisches Untersuchungsverfahren zur Verfügung. Der große Vorteil der μCT liegt in der Generierung dreidimensionaler Datensätze. Nicht nur die bildliche Darstellung, sondern auch Berechnungen mit hoher Genauigkeit sind auf der Basis von μCT-Daten möglich. Das System ist schnell, präzise und voll automatisch. Durch das nicht destruktive Untersuchungsverfahren stehen die untersuchten Präparate für weitere mechanische Tests und sekundäre Messungen zur Verfügung. Mit der μCT ist es sogar möglich, den primären Kontakt zwischen Implantat und Knochen präzise in Prozenten auszurechnen.

Nachteilig sind die hohen Kosten und die große Strahlenbelastung, besonders von Augenlinse, Schilddrüse und Haut.

Die Micro CT (Abb. 1) arbeitet mittels der Cone Beam-Technologie, entstehend aus einer 7 μm Brennfleck-Röntgenröhre. Die Detektion der Photonen erfolgt mittels eines CCD-basierten Flächendetektors und die daraus erhaltenen Projektions-Daten werden durch den Computer auf 1024 x 1024 Voxel pro Schicht rekonstruiert. Die gewählte Voxelgröße, 30 µm in allen drei Dimensionen, stellte sich als vollkommen ausreichend in Bezug auf die Auflösung heraus. Ein kundenspezifisches Evaluationsskript (SCANCO Medical AG, Bassersdorf, Switzerland) berechnet die Kontaktfläche zwischen Implantat und der Knochenstruktur, unterstützt durch die 3D-Bildprozess-Technologie.

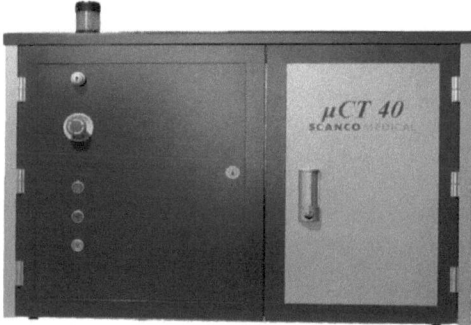

Abb. 1: Das µCT 40-Gerät von außen

Bei allen Proben werden 450 Schichten evaluiert, die Scanhöhe ist 13.5 mm. Die Röntgenspannung beträgt 70kV (Abb. 2).

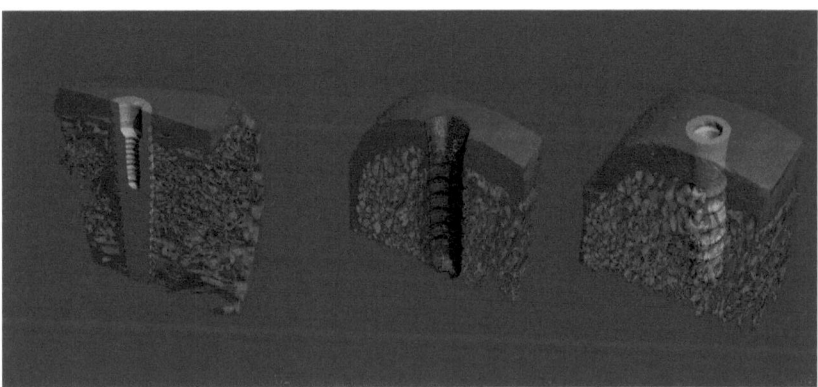

Abb. 2: 3D-Bild eines virtuellen Schnittes durch das Implantat

Evaluation der Primärstabilität 13

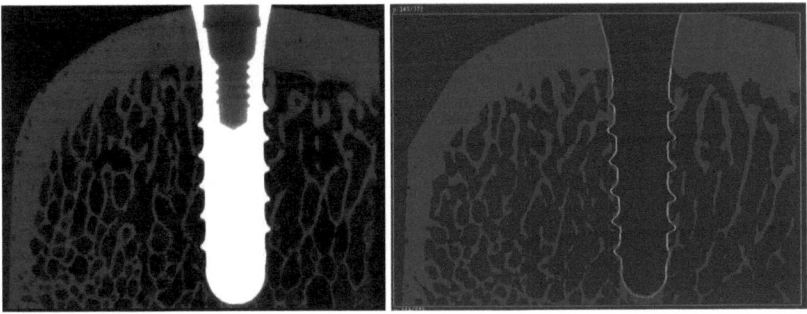

Abb. 3: Rot zeigt die Verbindung von Implantat und Knochen; grün zeigt die von Implantat und Luft bedeckten Areale

Schneidewiderstandsmessung (insertion torque)
Hierbei wird bei der Präparation des knöchernen Lagers als abschließendem Aufbereitungsschritt mit einem Gewindeschneider die für den Schneidevorgang notwendige Energie entlang dem Implantatlager gemessen. Basierend auf In-vitro- und In-vivo-Untersuchungen beschrieben Friberg et al. (1997), dass eine Zunahme an Knochendichte mit einer entsprechenden Erhöhung des Schneidewiderstands einhergeht und dass der jeweils gemessene Schneidewiderstand mit der radiologisch ermittelten Knochendichte korreliert. Für die routinemäßige Applikation in der Klinik ist die benötigte Messvorrichtung in die chirurgische Bohreinheit (Osseo-Care, Nobel Biocare, Deutschland) integriert. Obwohl diese Messmethode Rückschlüsse auf die Knochendichte an der prospektiven Implantationsstelle ermöglicht, kann sie im Praxisalltag und unter der Prämisse der Nichtinvasivität grundsätzlich weder vor der Implantatchirurgie noch nach der erfolgten Implantatinsertion angewandt werden.

Rückdrehtest (reverse torque test)
Bei diesem Test wird während der Implantatfreilegung auf das Implantat entgegen der ursprünglichen Eindrehrichtung ein Drehmoment von 20 Ncm appliziert, wobei korrekt osseointegrierte Implantate dieser Ausdrehkraft widerstehen können, nicht integrierte Implantate lassen sich hingegen aufgrund einer bindegewebigen/fibrösen Umwachsung ausdrehen. Allerdings berichten die Autoren, dass oftmals bei Implantatlängen von mehr als 13 mm ein noch größeres Drehmoment nötig sei, um bei nicht osseointegrierten Implantaten

eine Rotation auszulösen. Dies beruhe in erster Linie darauf, dass meist auch bei bindegewebig ummantelten Implantaten Knochenzapfen in die apikale Implantatgeometrie (Schaufeldesign, Knochenkammern) einwachsen und so einem Ausdrehen entgegenwirken. Bei dieser Messmethode muss prinzipiell die Nichtinvasivität infrage gestellt werden, da mittels der Ausdrehmomente Scherkräfte auf die Knochen-Implantat-Grenzfläche appliziert werden. Im Hinblick auf eine derartige Scherbelastung beschrieb Brånemark (1977), dass auch schon die Applikation niedriger Drehmomente bei osseointegrierten Implantaten eine irreversible plastische Deformation am ortsständigen Knochen auslösen kann und daher zu vermeiden sei. Die Testmethode kann zudem nicht zwischen unterschiedlichen Heilungsgraden des verankernden Knochens unterscheiden und liefert nur eine sehr begrenzte Aussage bezüglich des Zustands der biologischen Verankerung eines Implantates. Da die Testmethode auf einem „Alles-oder-nichts"-Prinzip beruht, ist es durchaus denkbar, dass bei Implantaten, die in eine äußerst schwache Knochenqualität inseriert worden sind, mit der Messung bei der Zweitoperation nicht der Osseointegrationsmisserfolg evaluiert, sondern unter Umständen sogar ausgelöst wird.

Schall- oder Ultraschall- sowie Impulstest
Hier werden anhand des Schwingungsverhaltens Rückschlüsse auf die Integrität zwischen Implantat und Knochen ermöglicht. Alle diese Verfahren beruhen darauf, dass am Implantat oder gegebenenfalls an der Distanzhülse eine statische oder variable Schall-, Ultraschall- oder Impulssequenz eingeleitet wird und in der Folge eine Messung der Ableitungen von Resonanz- oder natürlicher Frequenz, der Kontaktzeit oder des Dämpfungsverhaltens erfolgt. Impulseinleitungen gehen meist direkt durch einen in einem Handstück gelagerten Bolzen beziehungsweise durch einen Schlagmechanismus (analog dem Periotest) vonstatten. Schall- oder Ultraschalleinleitungen können mittels Sonden oder aber durch ein direkt am Implantat aufschraubbares Übertragungselement appliziert werden. Dabei ist ein wesentlicher Vorteil von aufschraubbaren Übertragungselementen, dass sie behandlerunabhängige Messungen ermöglichen. Variablen wie Applikationsdruck, Messdauer, Messpunktlokalisation usw. sind nicht vorhanden, werden jedoch bei der manuell geführten Einleitung als gewichtige Nachteile angeführt. Diese bislang beschriebenen Methoden der Schall-, Ultraschall- und Impulsapplikation messen die Steifheit der gesamten Implantat-Knochen-Einheit, das heißt, das Messresultat wird durch die Steifheit des Implantatkörpers (Material, Geometrie), durch diejenige der Implantat-Knochen-Grenzfläche (Knochenkontaktfläche) sowie durch diejenige

des ortsständigen Knochens (Knochendichte) beeinflusst. Im Vergleich zum Periotest zeigen alle diese Messmethoden zwar eine größere Sensitivität, sind gleichzeitig aber mit einem höheren apparativen Aufwand verbunden sowie teilweise für den intraoralen Einsatz ungeeignet. Die routinemäßige Applikation im klinischen Alltag ist bis heute nur mit der Resonanzfrequenzanalyse (RFA) vollzogen worden.

Histologie und Histomorphometrie
Die exakteste und sogleich aussagekräftigste Methode zur Charakterisierung und Erfassung morphologischer Veränderungen des periimplantären Knochenlagers stellt bis heute die Histologie und in deren Erweiterung/Ergänzung die Histomorphometrie dar. Aufgrund der grundlegend unterschiedlichen physikalischen Eigenschaften zwischen Implantatkörper (Titan) und Knochengewebe bestanden lange Zeit Schwierigkeiten bezüglich der histologischen Aufbereitung gewonnener Proben.
Erst mit der Einführung einer speziellen Schleiftechnik gelang es, hochwertige Präparate für die lichtmikroskopische Beurteilung zu erzielen. Derartige histologische Untersuchungen dienen grundsätzlich dazu, die Natur der Knochen-Implantat-Grenzfläche qualitativ zu beschreiben, während weiterführende histomorphometrische Auswertungen die Knochen-Implantat-Kontaktfläche quantitativ ermitteln.

Ausdrehtest (removal torque)
Diese Methode basiert auf der Bestimmung der Ausdrehkraft, die für den Abriss an der Implantat-Knochen-Grenzphase benötigt wird. Dabei wird eine am Implantat einwirkende, manuell kontrollierte oder elektronisch gesteuerte Drehmomentzunahme durchgeführt. Diese ermöglicht qualitative Rückschlüsse auf den Knochen-Implantat-Verbund. Dabei ist hervorzuheben, dass dieser Ausdrehtest eine Messung des Widerstands gegenüber Scherkäften an dieser Grenzfläche darstellt und nicht bloß durch die Qualität des Knochen-Implantat-Verbunds, sondern wesentlich auch durch die Implantatgeometrie beeinflusst werden kann. Vergleiche zwischen Ausdrehergebnissen unterschiedlicher Implantatformen, -längen und -oberflächen sind deshalb mit entsprechendem Vorbehalt zu interpretieren. Zwischen histomorphometrischen Auswertungen und Ausdrehwerten wurde eine Korrelation dahingehend nachgewiesen, dass eine Zunahme an Implantat-Knochen-Kontaktfläche mit

einer Erhöhung der benötigten Ausdrehkraft einhergeht. Auch konnte tierexperimentell gezeigt werden, dass die Ausdrehwerte im Verlauf der Einheilzeit stetig anstiegen.

Alle diese beschriebenen Methoden sind zwar im Rahmen kontrollierter klinischer oder präklinischer Studien je nach Fragestellung sehr hilfreich, um die Natur des Knochen-Implantat-Kontakts zu evaluieren; für den routinemäßigen Einsatz in der Privatpraxis sind sie jedoch nicht geeignet.

1.4. Einfluss der Implantatgeometrie auf die Implantateinheilung

1.4.1. Allgemeine Konstruktionsprinzipien und Implantattypen

Betrachtet man die Geschichte der modernen dentalen Implantologie, so wird deutlich, dass die ursprünglichen Formen der einteiligen Blätter, Stifte und Schrauben zu zweiteiligen, rotationssymmetrischen Grundkörpern weiterentwickelt wurden. Durch die gleichzeitige Entwicklung modularer Aufbauprinzipien entstanden meist zylindrische und schraubenförmige Implantate, oft sogar vom gleichen Implantathersteller. Dies hat zu immer ähnlicheren Implantatgrundkörpern und Aufbauteilen geführt. Die heute gängigen Implantate sind fast ausschließlich Titanimplantate und unterscheiden sich nur noch in Details wie Schraubengeometrie, Oberflächenmodifikation und der Methode der Ankopplung der unterschiedlichen Aufbau- und prothetischen Hilfsteile. Genormte Lagerpräparation, vorgefertigter Aufbau und Prothetikteile sowie eine breite Palette an Durchmessern und Längen sind bei allen Systemen selbstverständlich geworden. Systemweiterentwicklungen führen zunehmend zu einer Annäherung der verschiedenen Implantatsysteme in einer modularen Variabilität innerhalb eines Implantatsystems. Die modulare Entwicklung zur Adaptation an möglichst alle individuellen Situationen hat jedoch auch beim einzelnen System zum Teil zu einer Vielzahl von Implantatformen und Hilfsteilen geführt.

Konstruktionsprinzipien im enossalen Teil

Der enossale Teil zahnärztlicher Implantate ist oft schraubenförmig ausgelegt. Dies bietet folgende Vorteile:
- eine leicht erzielbare Primärfestigkeit

- Oberflächenvergrößerung bei kleinem Gesamtvolumen
- nach abgeschlossener knöcherner Einheilung eine sichere Einleitung der Kaukräfte in Form von günstigen Druckkräften unter den Gewindeflanken bei einem geringen Anteil von ungünstigen Scherkräften.

Die angestrebte Osseointegration kann jedoch nur von Dauer sein, wenn unter funktioneller Belastung ein optimales Lastverteilungsmuster erzielt wird. Dass hierbei die Formgebung der Implantate eine wesentliche Rolle spielt, beweisen spannungsanalytische Überlegungen von Moser et al. (1989).

Grundsätzlich hat sich der direkte Implantat-Knochen-Kontakt auch unter funktioneller Belastung als der optimale zurzeit erreichbare Integrationstyp bewährt. Daher sind alle Maßnahmen am enossalen Implantatteil sinnvoll, die diese knöcherne Einheilung fördern bzw. erhalten. Dabei sollten im Wesentlichen fünf Ansätze beachtet werden:

- ein möglichst vitales Lager durch schonende Lagerpräparation
- geringe Distanz zwischen Knochen und Implantat durch passgenaue Lagerpräparation
- Anwendung von biokompatiblen Materialien → gewebefreundliche Werkstoffe und Oberflächenmodifikation
- Vermeidung von Relativbewegungen → hohe Primärstabilität
- Erhalt der Knochenanlagerung → optimale Krafteinleitung/hohe Sekundärstabilität

Die Implantate müssen mit dem enossalen Implantatanteil die eingeleiteten Kräfte an die Umgebung weitergeben und sollen dabei das Knochenangebot optimal ausnutzen und so über die funktionelle Krafteinleitung zum Knochenerhalt beitragen. Da dem enossalen Implantat die Druck- und Zugtransformation der parodontalen Aufhängung fehlt, muss eine Druckreduktion und die Vermeidung von Druckspitzen durch eine abgerundete und möglichst große Oberfläche angestrebt werden. Gemäß diesen Überlegungen müssten möglichst große Implantate mit einer großen Oberfläche inseriert werden. Andererseits sollte bei einem möglichen Implantatverlust durch periimplantäre Entzündungen und dadurch bedingte Knochenabbauvorgänge oder bei der notwendigen Entfernung des Implantates ein möglichst kleiner Knochendefekt entstehen, was bei den modernen Implantatentwicklungen zu tendenziell kleineren Implantatformen geführt hat.

Im klinischen Alltag bestimmt auch weiterhin das bei längerer Zahnlosigkeit durch Atrophie reduzierte Knochenangebot trotz der Möglichkeit des Knochenaufbaus durch Knochentransplantate oder durch gesteuerte Knochenregeneration im Wesentlichen die maximale Implantatgröße, die meist sowohl in der Länge (krestobasale Richtung) als auch in der Dicke (orovestibuläre Richtung) limitiert sein kann.

Diese beiden Problemkreise der möglichst optimalen Ausnutzung des vorhandenen Knochenangebotes bzw. der oft limitierten Ausdehnung haben bei fast allen modernen Implantaten zu einem modularen Implantatkonzept geführt, das eine weit gehende Variation der Implantatlängen und Implantatdurchmesser erlaubt. Da zusätzlich unterschiedliche Knochenqualitäten zu berücksichtigen sind, wurden auch unterschiedliche Implantat-geometrien (z.B. Schrauben- und Zylinderform) oder unterschiedliche Implantationstechniken (z.B. selbstschneidendes Implantat oder Anwendung von Gewindeschneider) innerhalb des gleichen Implantatsystems entwickelt.

Implantatformen

Es gibt zahlreiche Implantatsysteme mit verschiedenen Implantatformen. Die heute gängigsten verwendeten Formen sind die der zylindrischen und der schraubenförmigen Implantate. Die zylindrischen Implantate erhalten ihre Primärstabilität durch Klemmpassung, indem das Implantatlager minimal zu klein vorpräpariert wird. Die schraubenförmigen Implantate, deren Form der Zahnwurzel nachgeahmt ist, erhalten ihre Primärstabilität hingegen durch genau geschaffene Implantatlager, die mit Hilfe von rotierenden Instrumenten und Gewindeschneidern geschaffen werden.

1.4.2. Primär- bzw. Sekundärstabilität und Rotationssicherung

Unter Primärstabilität wird die intraoperativ erreichbare Stabilität des Implantates verstanden (mechanische Stabilität).
Die nach der knöchernen Einheilung entstehende Stabilisierung (biologische Stabilität) durch Knochenanlagerung und Durchwachsen von Implantatperforationen wird als Sekundärstabilität bezeichnet, die jedoch keineswegs eine statisch konstante Größe darstellt, sondern sich auch unter Belastung im Sinne der Adaptation verändern kann.

In der Literatur gibt es vielfach Hinweise auf die Abhängigkeit der Implantatprognose und der Primärstabilität eines Implantates von der vorgegebenen Knochenstruktur. Die Knochendichte hat einen primären Einfluss auf die Behandlungsplanung, das chirurgische Vorgehen, die Einheilzeit und die Belastungsphase.

Nach Misch (1999) werden vier verschiedene Knochenqualitäten unterschieden, die in D1-D4 gruppiert werden:

Dl = dichte Kompaktastruktur,

D2 = poröse Kompaktastruktur,

D3 = grobkörnige Trabekelstruktur,

D4 = feine Trabekelstruktur.

Leckholm und Zarb (1983) definieren die Knochenqualitäten Q1-Q4:

Q1 = dichter, homogener kortikaler Knochen mit einem kleinen Spongiosakern,

Q2 = breite, dichte Lage von kortikalem Knochen um einen dichten Spongiosakern,

Q3 = dünne Lage von kortikalem Knochen um einen dichten Spongiosakern,

Q4 = ziemlich dünne kortikale Lage um einen Spongiosakern mit geringerer Dichte.

D1-Knochen findet man hauptsächlich in der anterioren Mandibula. D2-Knochen findet man in der anterioren und posterioren Mandibula sowie in der Maxilla. D3-Knochen findet man in der Maxilla und der posterioren Mandibula und D4-Knochen findet man hauptsächlich in der posterioren Maxilla. Diese Unterteilung ist als Richtlinie anzusehen, da eine individuelle, patientenabhängige Verteilung der Knochendichteverhältnisse zu erwarten ist, wobei das Alter und der Gesundheitszustand des Patienten ebenfalls eine Rolle spielen.

Während bei sehr dichten, d.h. kompakten D1-Knochen im Allgemeinen ein zylinderförmiges Implantat eine gute Primärstabilität erreicht, sollte dagegen bei schraubenförmigen Implantaten mit Gewindeschneidern ein Lager vorpräpariert werden. Dieser Knochen setzt aber dem selbstschneidenden Schraubensystem im Allgemeinen zu hohe Widerstände entgegen und leistet damit der Gefahr der Implantatbeschädigung bzw. der Knochenüberhitzung Vorschub.

In den mittleren Qualitäten werden Schraubenimplantate diskutiert, da im Knochen durch diese eine höhere Primärstabilität erzielt werden kann.

Im Gegensatz dazu wird für die extrem weitmaschige Spongiosa des D4-Knochens eine bessere Primärstabilität für die Klemmpassung der Zylinderimplantate angegeben. Dies ist wieder sehr stark von der Form des vorgesehenen Implantats abhängig. Bei gleicher Oberflächenkonfiguration weisen Schraubenimplantate eine größere Knochenkontaktfläche auf als Zylinderimplantate. Daher werden heute vor allem selbstschneidende Implantate verwendet.

Es ist mit fast jedem Implantat bei exakter Lagerpräparation in allen Knochenqualitäten eine gute Primärstabilität zu erreichen. Wichtig erscheint dabei jedoch eine Anpassung an die individuelle Situation in den Details. So wird man bei spongiösem Lager auf den Gewindeschneider verzichten und evtl. durch Ausnutzung von Gewindegängen oder konisch abstützenden Implantatteilen auch in der krestalen Kompakta und durch bewusste Ausnutzung der Gegenkortikalis die notwendige Stabilität erzielen.

Besonders schwierig ist die Lagerpräparation für schraubenförmige, insbesondere zylindrische Implantatformen bei krestal schmal auslaufenden Kieferkämmen, da Implantat und Gewindeschneider durch den oral bestehenden Knochen nach vestibulär hin abgelenkt werden und erst basal Retention finden. Mit den konischen Implantatformen, die weitgehend im Implantatlager versenkt werden können und bei denen ein geführtes Gewinde hergestellt werden kann, ist in allen Knochenqualitäten eine gute Primärstabilität zu erzielen.

Die Sekundärstabilität wird bei allen Implantaten durch Knochenanlagerung an der Implantatoberfläche in die vorhandene Rauigkeit bzw. in die Makrostrukturen (Gewindeeinziehungen) erzielt. Die Sekundärstabilität ist bei den rotationssymmetrischen Implantaten insbesondere zur Vermeidung einer Lösung des Implantats durch Rotationskräfte und Abzugkräfte dringend erforderlich. Bei Implantaten ist daher in der frühen Belastungsphase, z.B. bei der Montage der Suprastruktur, ein zu großes Drehmoment unbedingt zu vermeiden. Deshalb ist eine Drehmomentbegrenzung der Instrumente und Aufbauteile bei den modernen Systemen zum Standard geworden.

Bei der Rotationssicherung muss einerseits die Rotationssicherung des Implantats und andererseits die Rotationssicherung des Aufbaus unterschieden werden. Die Rotationssicherung des Implantats ist bei rotationssymmetrischen Implantatformen erforderlich, da es sonst zum Lösen des Implantats unter funktioneller Belastung kommen könnte. Dies wird einerseits durch Makrostrukturierung (wie Perforationen oder Einziehungen apikal oder durch Längsfurchen) und durch die Mikrostrukturierung (Sekundärstabilität) erreicht. Bei den mit Hydroxylapatitkeramik beschichteten Implantaten wird die Rotationssicherung durch einen echten Verbund des Knochens mit der Keramikoberfläche und durch partielle Schichtauflösungen erwartet.

Im Gegensatz dazu wird bei der Rotationssicherung des Aufbaus zwischen aufliegenden Sechs- oder Achtkantstrukturen und innengelegenen Retentionen unterschieden. Aus chirurgischer Sicht sind Konstruktionen zu bevorzugen, bei denen im Rahmen der Freilegung keine kleinen Gewebestreifen zwischen dem Aufbau und dem Implantat den Sitz und den Halt stören. In diesem Sinne haben konische Passformen wie beim Astra-, beim Straumann- oder dem Bicon-Implantat deutliche Vorteile, obwohl die Rotationssicherung in diesen Fällen nur durch die Reibpassung im Konus erfolgen kann. Deshalb wurde im Ankylos-System zusätzlich der thermische Ausdehnungskoeffizient des Materials ausgenutzt. Die Aufbauten werden unterkühlt eingebracht und entwickeln dann durch ihre Ausdehnung nach der Erwärmung auf Körpertemperatur eine zusätzliche Reibhaftung.

Die Gewindeformen sind ganz unterschiedlich ausgebildet, wobei überwiegend das Profil der Zug- bzw. Druckschrauben aus der Osteosynthese auf die Implantate übertragen wird. Zur Vermeidung von Druckspitzen wurden die Kanten der Schraubengewinde bei den meisten Implantaten abgerundet.

Zu nahezu allen modernen Implantatformen wurden spannungsoptische Vergleichsuntersuchungen oder Finite Elemente-Berechnungen durchgeführt.

Während ein Teil der Implantate ein homogenes Gewinde vom kortikalen Durchtritt bis zur Spitze des Implantates (Brånemark, Astra, 3i, IMZ) besitzt, sind bei einigen Implantaten die Gewinde nur im spongiösen apikalen Implantatabschnitt (Frialit-2, HaTi-Schraube) oder zum Apex hin mit zunehmender Gewindetiefe (progressives Gewinde: z.B. Ankylos-Implantat) versehen. Im kortikalen Durchtritt sollte sich zur Vermeidung einer Überlastung kein Gewinde befinden.

Hansson et al. (1999) untersuchten die Auswirkung eines glatten und rauen Implantathalses auf die Stressverteilung im kortikalen Knochenbereich. Man kam zu dem Ergebnis, dass eine Aufrauung in diesem Bereich einer Knochenresorption entgegenwirkt.

1.4.3. Einfluss der Oberfläche (Makro- und Mikrodesign) auf Knochen-Implantat Kontakt und Verankerungsfestigkeit

Verschiedene Studien, wie z. B. die von Albrektsson (1981) und Carlsson (1989), kamen zu dem Ergebnis, dass sowohl die Primärstabilität des Implantats als auch die Osseointegration vom geometrischen Implantatdesign abhängig ist.

Aufgrund dieser Überlegungen wurden neue Implantatformen mit makro- und mikrostrukturierten Geometrien entwickelt, die einer Sofortbelastung der Implantate standhalten sollen.

Der Werkstoff Titan hat sich aufgrund seiner Biokompatibilität und mechanischen Eigenschaften als Implantatwerkstoff durchgesetzt. In der Entwicklung der Implantatform hat sich zunehmend die konische Form durchgesetzt. Diese Implantate bieten eine bessere Primärstabilität und eine günstigere Belastungsverteilung an den Knochen. Dietrich et al. (1992), Behneke (1995) und Spiekermann et al. (1995) haben bei Untersuchungen an IMZ-Implantaten festgestellt, dass es bei diesen durch den kortikalen Eintrittsbereich zu weniger Knochenresorption kommt. Joos et al. (2000) haben in einer weiteren Studie festgestellt, dass die gleich bleibende Spannungsverteilung entlang der zylindrischen Implantate hierfür verantwortlich ist. Die Belastungsweitergabe von der Kortikalis an die Spongiosa wird durch ein progressives Gewinde erreicht. So erhält man laut Nentwig und Moser (1991) eine optimale Primärstabilität.

Die Implantatoberfläche ist ein wichtiger Faktor für eine optimale Osseointegration. Die osseointegrierte Verbindung ist über physikalische und chemische Kräfte entlang der Kontaktfläche wirksam (Albrektsson et al., 1983). Es gibt jedoch keinen Beweis, dass diese Kräfte eine große Rolle für die Stärke der Osseointegration spielen, wenn sie über den Knochen auf die Titanoberfläche wirken. Die Verbindung ist eher biomechanischer Natur. Es ist bekannt, dass in Räumen unter 100 µm kein Knochen einwächst (Albrektsson et al., 1979). Aber die Grundsubstanz des Knochens dringt in solche Lumina ein. Daraus lässt sich schließen, dass Oberflächenstrukturen einen erheblichen Einfluss auf die Stabilität der Implantate haben (Wennerberg et al., 1996).

In einer Untersuchung von Romanos (2005) an Macaca fascicularis-Affen wurden die Gewebereaktionen bei eingeheilten Implantaten (spätbelastet, mit einer Länge von 8 mm und einem Durchmesser von 3.5 mm) mit unterschiedlichen Gewindeformen nach der Kaubelastung verglichen. Die Auswertung der Ergebnisse zeigte keinen Unterschied zwischen den verschiedenen Implantatgeometrien.

Joos et al. (2000) untersuchten in einer Studie die Kraftverteilung im Knochen entlang unterschiedlicher Implantatgrundformen bei definierter Belastung mit Hilfe der Finite Elemente-Methode (FEM). Untersucht wurden die Formen Zylinder, Zylinder mit Gewinde, Zylinder mit Stufen, Zylinder mit Stufen und Gewinde und Doppeldisk. Die Implantate hatten eine Länge von 12 mm und einen Durchmesser von 4.0 mm; die axial auf die Implantate einwirkende Kraft wurde mit 300 N definiert. Die Ergebnisse zeigten für Implantate mit Gewinde eine homogenere Kraftverteilung von kranial nach kaudal als für Stufenimplantate, jedoch unterhalb des physiologischen Bereichs liegende Maximalwerte. Schraubenimplantate zeigten an ihren Kanten extrem niedrige Werte, sodass eine physiologische Reizsetzung über die Scheiben nicht angenommen werden kann. Insgesamt zeigte keine der untersuchten Implantatgeometrien eine optimale Kraftverteilung entlang der gesamten Implantatlänge. Dies ist jedoch eine Bedingung, die für eine allseitige physiologische Knochenstimulation und somit für die sichere langfristige Stabilität von entscheidender Bedeutung ist.

Quirynen et al. (1992) untersuchten den marginalen Knochenverlust bei Brånemark-Implantaten zwischen einer standard- und einer selbstschneidenden Implantatgeometrie während der ersten drei Belastungsjahre. Die Standard-Implantatgeometrien wiesen eine eindeutig höhere Verlustrate sowohl vor als auch nach Belastung auf. Bei den konischen Implantaten wurde ein zunehmender Knochenverlust um den glatten Teil des Implantates beobachtet.

In einer Studie von Nentwig et al. (1992) wurden mittels eines dreidimensionalen spannungsoptischen Modellversuchs bei angepasstem E-Modul zwischen Implantatkörper und umgebender Matrixmasse vier Gewindeformen und eine progressive Gewingegeometrie miteinander verglichen. Unter den Bewertungskriterien einer möglichst geringen Spannungseinleitung im Matrixaustrittsbereich und einer gleichmäßigen Spannungszunahme nach apikal hin schneidet sowohl im vertikalen als auch im horizontalen Belastungsversuch das progressive Gewinde am besten ab. Das gute Abschneiden dieser Gewindemorphologie in der spannungsoptischen Vergleichsuntersuchung beider Versuchsreihen steht in Korrelation mit den bisherigen Ergebnissen nach 4.5-jähriger klinischer Erfahrung, wonach belastungsinduzierte zervikale Knochenresorptionen selbst nach festen Brückenkonstruktionen mit natürlichen Pfeilerzähnen in der Regel ausbleiben. Die Krafteinleitung erfolgt vom Eintritt in den Matrixblock her allmählich ansteigend in die Tiefe, so dass in-vivo die gewünschte Entlastung der relativ steifen zervikalen Kortikalis- und Spongiosazone bei zunehmender Belastung der elastischeren Apikalregion zustande kommen kann. Das schlechteste Ergebnis beider Versuchsreihen erzielte das zylindrische Implantat mit abgerundetem Gewinde, das die größten Spannungsdifferenzen im Lagergewebe produzierte. Offensichtlich konzentrieren sich in den konkaven Abschnitten der Gewindegänge die Spannungslinien auf einen kleinen Bereich und verursachen so Spannungszustände höherer Ordnung als bei den anderen Gewindegeometrien.

Büchter et al. (2004) untersuchten die periimplantäre Knochenformation eines zylindrischen (Straumann) und eines konischen (ILI) Implantates unabhängig von mechanischen Einflussfaktoren in-vivo. Dazu wurden 60 Implantate (30 ITI- und 30 ILI-Implantate) in die kranialen und kaudalen Tibialdiaphysen von acht Göttinger Minischweinen inseriert. Die Tiere wurden nach 7 und 28 Tagen (jeweils 4 Tiere) getötet und die implantatbesetzten Knochenproben für die verschiedenen Untersuchungen explantiert. Die Ergebnisse zeigten bei den zylindrischen Implantaten trichterförmige Spaltformationen im Bereich des limbalen Knochens. Auf der histologischen Ebene war ein Spalt nicht ossifizierenden Gewebes festzustellen, während sich bei den konischen Implantaten (ILI) eine direkte Anlagerung kortikaler mineralisierter Extrazellulärmatrix im Bereich der ursprünglichen Kortikalishöhe zeigte. Die Ursache dafür erscheint bei gleicher Insertionstechnik und fehlender mechanischer Belastung durch das Implantatdesign bedingt zu sein.

Bade et al. (2000) untersuchten histomorphometrisch die Primärstabilität von Implantaten mit Schraubengeometrie und selbstschneidendem Sondergewinde, welche in 12 Unterkiefer von fixierten Leichen in-situ implantiert wurden. Ein großer Teil der untersuchten Implantate wies einen Knochenkontakt von mehr als 50% ihrer Gewindeoberfläche auf.

Romanos et al. (2001) zeigten, dass unbelastete Implantate einen relativ niedrigen Knochen-Implantat-Kontakt (in%) nach 3 monatiger Einheilung (40-45%) aufweisen.

Brunski (1992) vermutete, dass Schraubenimplantate, sofort nach dem Einsetzen belastet, von mineralisiertem Knochen umgeben werden. Die durch die Schraubengeometrie erreichte Stabilität, welche vor allem eine biomechanische ist, da das Bohrloch des Lagergewebes etwa 0.1 mm kleiner als der Implantatdurchmesser (Donath et al., 1986) präpariert wird, kann den entstehenden Mikrobewegungen, die eine bindegewebige Zwischenschicht induziert, widerstehen (Kayacan et al., 1997; Piatelli et al., 1998). Die Prognose verbessert sich zudem durch eine gleichmäßigere Krafteinleitung in den Knochen.

In einer retrospektiven Studie von Romanos et al. (2000) wurde das klinische Verhalten von Einzelimplantaten mit progressivem Gewinde (Ankylos) zum Ersatz von Molaren überprüft. Dazu wurden 58 Implantate (10 im Oberkiefer und 48 im Unterkiefer) in insgesamt 51 Patienten gesetzt. Die Implantate verblieben insgesamt 29 Monate in-situ und standen 20 Monate unter funktioneller Belastung. Die Implantate wurden anschließend klinisch und radiologisch untersucht. Die kumulative Überlebensrate der Implantate betrug 96.55%. Die meisten Implantate (84.48%) hatten einen niedrigen Sulkus-Blutungs-Index und zeigten keinen horizontalen Knochenabbau. 48 Implantate zeigten keinen vertikalen Knochenabbau. Dies zeigt, dass der Knochenverlust um Implantate von der Kraftverteilung an den

Evaluation der Primärstabilität 25

angrenzenden Knochen abhängig ist, diese wiederum ist abhängig vom Implantattyp und der Implantatform. Das progressive Gewinde ist in Regionen mit hoher okklusaler Belastung von Vorteil, wie es in der Molarenregion der Fall ist. In dieser Studie gab es keinen Implantatverlust aufgrund von Knochenabbau. Weiterhin ging auch kein Implantat aufgrund einer periimplantären Infektion (Periimplantitis) verloren. Entzündliche Reaktionen am Weichgewebe um Implantate mit einer hexagonalen Implantat-Abutment-Verbindung wurden in der Vergangenheit berichtet (Ericsson et al., 1995). Bei einer konischen Implantat-Abutment-Verbindung, wie sie das Ankylos-System besitzt, gibt es keinen Mikrospalt, welcher einen negativen Einfluss auf die Weichgewebsstabilität hat. Ein In-vitro-Vergleich der Biegemomente, bevor es zur Fraktur, zu Deformation oder zu Abutment-Verlust kommt, zwischen einer konischen Abutment-Verbindung (Astra System) und einer internen Hexagon-Verbindung (Brånemark System) zeigte, dass das konische Abutment weitaus höheren Belastungen widerstehen kann (Norton et al., 1998).

In einer Studie von O'Sullivan et al. (2004) wurden das mechanische Verhalten und die Charakteristika von Primär- und Sekundärstabilität bei enossalen Implantaten mit einer Gewindeneigung von 11 (EXP1) und von 21 (EXP2) untersucht. Man verglich die Daten mit dem klassischen Design von Brånemark (Nobel Biocare AB, Gothenburg, Schweden). Man implantierte ein Pärchen von 10 mm-Implantaten (EXP1 und Kontrollimplantat) in die Femurkondylen von 6 Kaninchen. Zwei weitere Pärchen von 6 mm-Implantaten (EXP1 und Kontrollimplantat sowie EXP2 und Kontrollimplantat) implantierte man in die Metaphyse der Tibia. Bei den Kontrollimplantaten handelte es sich um Standardtypen von Brånemark mit einem Durchmesser von 4 mm und derselben Länge wie die Testimplantate. Bei der Implantation wurde die Kraft gemessen, die es zum Eindrehen der Implantate brauchte (IT), und man führte Messungen mit der Resonanzfrequenzanalyse (RFA) durch. Sechs Wochen nach der Implantatinsertion wurden die Tiere geopfert, die RFA erneut durchgeführt und anschließend der Ausdrehwiderstand (RT) bestimmt. Die Ergebnisse zeigten, dass bei der Implantation eine signifikant grössere IT nötig war, um die EXP-Implantate einzusetzen, als bei den Kontrollimplantaten. Die RFA-Werte waren bei den EXP1-Implantaten, die in die Tibia geschraubt worden waren, signifikant höher. Dies gilt aber nicht für die in den Femur geschraubten Implantate. Wurden die Daten vom Femur mit denen der Tibia verglichen, so erkannte man signifikante Unterschiede. Die EXP2-Implantate konnten nicht vollständig inseriert werden und zeigten auch tiefere RFA-Werte, als man den freiliegenden Schraubenwindungen entsprechend erwarten könnte. Diese Unterschiede waren aber nicht statistisch signifikant.

Die Resultate dieser Studie zeigten, dass Schraubenwindungen verglichen mit dem zylindrischem Design von Brånemark eine bessere Primärstabilität erzielten. Man fand andererseits keine Beweise, dass sich dieses neue Design der Schraubenwindungen negativ auf die Reaktion des Knochengewebes auswirkt. Alle Implantate gewannen während der Heilphase an Stabilität dazu.

In einer weiteren Studie von O'Sullivan et al. (2004) wurden das Brånemark standard-Implantat und das Mk IV-Impantat hinsichtlich ihrer Primärstabilität miteinander verglichen. Dazu wurden insgesamt 42 Implantate an 13 Patienten gesetzt, 38 im Oberkiefer und 4 im Unterkiefer. Für jedes Implantat wurden Messungen mittels der Resonanzfrequenzanalyse (RFA) unmittelbar nach Insertion und nach 6-monatiger Einheilung angefertigt. Außerdem wurde der maximale Insertion Torque während der Insertion gemessen.

Die Ergebnisse zeigten höhere Werte für Mk IV-Implantate bei der Resonanzfrequenzanalyse und niedrigere Werte bei der Messung des maximalen Insertion Torque im Vergleich zu den Standardimplantaten und damit auch eine höhere Primärstabilität der Mk IV-Implantate. Diese Resultate sind auf die spezielle doppelte und progressive wurzelförmige Gewindegeometrie der Mk IV-Implantate zurückzuführen.

Müftü et al. (2005) untersuchten die konische Implantatform mit einem Schraubengewinde hinsichtlich der Verstärkung und dem Verlust des Drehmoments. Es zeigte sich, dass der Verlust des Drehmoments kleiner ist als die Verstärkung des Drehmoments. Der Großteil der Belastung wird vom konischen Implantatteil getragen. Die Auswertungen zeigten, dass der Verlust an Drehmoment in einem Verhältnis zur Verstärkung des Drehmoments steht, und zwar in einem Prozentsatz zwischen 85-137%, abhängig vom Konuswinkel und dem Friktionskoeffizienten.

In einer Finite Element-Studie von Moser et al. (1989) wurden folgende Vorteile der schraubenförmigen Geometrie erläutert:

- eine leicht zu erzielende primäre Stabilität,
- eine Oberflächenvergrößerung,
- sowie eine nach der Einheilung gewährleistete sichere Lasteinleitung in Form von sich auf den Knochen günstig auswirkenden Druckkräften.

Heidemann et al. (2001) überprüften, ob Unterschiede im Schrauben-Knochen-Kontakt oder in den Anteilen des ortsständigen/umgebauten Knochens im Bereich der Schrauben-windungen von Drill-Free-Schrauben (DFS) und selbstschneidenden Schrauben (STS) in-vivo nachweisbar sind. In die Stirnhöhlenvorderwand von 5 Göttinger Minischweinen wurden je 10 Titan-DFS und nach Vorbohrung je 10 Titan-STS-Mikro-/Minischrauben eingedreht. Zwischen der 2. und 9. Woche wurden Xylenol, Calcein, Alizarincomplexon und Tetrazyklin zur Sequenzmarkierung injiziert; 6 Monate postoperativ wurden die DFS/STS-Mikro-Minischrauben-Knochenpräparate zur Herstellung von Mikroradiographien (Auswertung des Schrauben-Knochen-Kontakts) und Fluoreszenzmarkierung (Bestimmung des ortsständigen/umgebauten Knochens) entnommen. Im Bereich der Schraubenwindungen wurde ein durchschnittlicher Schrauben-Knochen-Kontakt von 54.9% bei den STS-Minischrauben und von 88.4% bei den DFS-Minischrauben (t-Test: $p < 0.05$) gemessen. Für die Mikroschrauben wurden durchschnittlich 81% Schrauben-Knochen-Kontakte (bei den STS-) und 93.8% (bei den DFS-Mikroschrauben) ermittelt (t-Test: $p < 0.05$). Die Fluoreszenzmarkierung zeigte, dass in den Schraubenwindungen der DFS- im Vergleich zu den STS-Mikro- und den Minischrauben signifikant mehr ortsständiger als umgebauter Knochen vorlag. Der signifikant höhere Schrauben-Knochen-Kontakt und der größere Anteil ortsständiger Kortikalis bei den DFS- im Vergleich zu den STS-Mikro- und den Minischrauben erklärt den guten Schraubenhalt in den klinischen Untersuchungen und unterstreicht die dort gewonnene Erfahrung, DFS bevorzugt in Bereichen mit dünner Kortikalis einzusetzen, in denen der Schraubenhalt nach Vorbohrung verringert sein kann.

In einer Studie von Büchter et al. (2004) wurde die periimplantäre Knochenformation eines zylindrischen (ITI) und eines konischen Implantats (ILI) unabhängig von mechanischen Einflussfaktoren in-vivo untersucht. Es wurden dazu 60 Implantate (30 ITI- und 30 ILI-Implantate) in die kranialen und kaudalen Tibiadiaphysen von acht Göttinger Minischweinen inseriert. Die Tiere wurden nach 7 und 28 Tagen (jeweils 4 Tiere) getötet und die implantatbesetzten Knochenproben wurden untersucht. Die histologischen Untersuchungen zeigten eine direkte Anlagerung von mineralisierter Extrazellularmatrix im kortikalen und spongiösen Knochenanteil in der Frühphase nach der Implantateinbringung. Bei den zylindrischen Implantaten zeigte sich im Gegensatz zu den konischen Implantaten sowohl nach sieben als auch nach 28 Tagen ein schmaler Spalt an nicht ossifizierendem Gewebe.

Rabel et al. (2006) überprüften in einer Studie, ob die Primärstabilität, gemessen anhand der Resonanz-Frequenz-Analyse (RFA), als Implantat-Stabilitäts-Quotient (ISQ) bei einem selbstschneidenden sowie einem nicht selbstschneidenden Implantatsystem mit dem Implantateindrehmoment (insertion torque) korreliert. Zusätzlich wurde die Primärstabilität beider Geometrien verglichen. Bei 263 Patienten wurden 602 Implantate inseriert. Zur

Anwendung kamen zwei dentale Implantatsysteme unterschiedlicher Geometrie. Intraoperationem wurde mit Hilfe der individuell kalibrierten Bohreinheit Frios Unit E (Dentsply) das jeweilige maximale Implantateindrehmoment mit seinem Verlauf ermittelt und aufgezeichnet. Zum Vergleich wurde bei 85 Implantaten zusätzlich die RFA mit dem Osstell-Gerät gemessen. Bei 63 Implantaten mit gedeckter Einheilung wurde diese mit einer weiteren RFA drei Monate später nach Implantatfreilegung in Relation gesetzt. Innerhalb eines Jahres kam es zum Verlust von neun Implantaten (1.5 %). Beim nicht selbstschneidenden Ankylos-System ergaben sich im Vergleich zum selbstschneidenden Camlog-System statistisch signifikant höhere Drehmomentmaxima bei nicht signifikant differenten RFA-Werten. Auffällig waren die annähernd linearen Verläufe der Drehmomentkurven beim Camlog-System im Gegensatz zu den eher konkaven Verläufen beim Ankylos-System mit deutlichem Anstieg des Drehmomentes kurz vor Erreichen der korrekten Insertionstiefe.

In einem Bericht der zhk plus (2005) über einen Systemvergleich beim Implantieren mit Sofortbelastung wurde berichtet, dass Zylinderimplantate nicht in der Lage sind, eine wirklich gute Primärstabilität zu erzielen. Dabei wurde zur Veranschaulichung der Vergleich von Nagel und Schraube herangezogen. Das Zylinderimplantat ist mit dem Nagel zu vergleichen. Es sitzt lange nicht so fest wie eine eingedrehte Schraube. Daher sollten, speziell für die Sofortbelastung, Implantate mit einem Schraubengewinde verwendet werden.

Bähr (1991) konnte in seinen Untersuchungen zeigen, dass die Kongruenz zwischen Schraubenimplantaten mit und ohne vorgeschnittenem Gewinde ausschließlich im unteren Drittel des Knochenbettes besteht, während es nach oben zu immer größeren Inkongruenzen kommt. Dies war auch der Fall, wenn sowohl der Gewindeschneider als auch die Schraube mit einer fest montierten Apparatur unter Laborbedingungen eingeschraubt wurden. Das vorgeschnittene Gewinde und die endgültige Schraubenplatzierung waren in den wenigsten Fällen kongruent. Bähr (1991) folgerte aus seiner Untersuchung, dass ausschließlich selbstschneidende Schrauben zu verwenden sind, da das vorgeschnittene Gewinde mit der definitiven Lage des Implantates im Knochenbett nicht kongruent ist. Um diese Spaltbildung mit entsprechend lang dauernder Knochenheilung zu vermeiden (Roberts et al., 1988; Schenk et al., 1994), ist es erforderlich, eine möglichst hohe Primärkongruenz zwischen Implantat und Knochenbett zu erreichen, um damit das primäre Remodelling möglichst zu optimieren.

Umfangreiche Untersuchungen von Meyer et al. (2003) zeigten, dass eine parabole Implantatform den Anforderungen des primären Remodellings mit daraus folgender optimaler Kongruenz zwischen Implantat und Knochenbett am besten entspricht. Diese

Form des Implantates ermöglicht eine achsengerechte Einbringung des Implantates, da sich das Implantat selbst stabilisiert und sich im Gegensatz zu zylinderförmigen Implantaten mit nur wenigen Umdrehungen einbringen lässt. Damit werden die ansonsten üblichen Inkongruenzen zwischen Implantat und Implantatbett weitgehend vermieden.

Der entscheidende Vorteil der parabolen Form besteht darin, dass sich das Implantat beim Einbringen selbst zentriert und somit größere Auslenkungen, wie bei Zylinder- oder konischen Implantaten, vermieden werden. Das Festdrehen des Implantates erfordert dann nur wenige Eindrehbewegungen, da das Implantat wegen seiner Form bereits tief in das Implantatbett versenkt werden kann und nicht wie bei konventionellen Implantaten oben auf dem Implantatbett aufliegt und über die gesamte Länge eingedreht werden muss, was ohne Auslenkungsbewegungen selbst unter Laborbedingungen nicht möglich ist. Diese Auslenkungsbewegungen führen dann zu erheblichen Spaltbildungen, die nach krestal zunehmen (Bähr, 1992).

Die Untersuchungen haben gezeigt, dass mit einem parabolen Implantat über die gesamte Implantatlänge eine maximale Kongruenz zwischen Implantat und Knochenbett zu erreichen ist und somit das primäre Remodelling erheblich optimiert werden kann.

Einen entscheidenden Fortschritt bezüglich der Kenntnisse der Knochenregeneration brachte die Mechanostat-Theorie von Frost (1987). Diese besagt, dass die Knochenregeneration entscheidend von den Dehnungsreizen (gemessen in strain) beeinflusst wird, denen die Knochenzelle (Osteoblast) ausgesetzt ist. Liegen diese Dehnungsreize unter 500 mstrain wird der Knochen atrophieren, liegen sie über ca. 3000 mstrain führt dies zu einem bindegewebigen Umbau. Lediglich die schmale Breite von ca. 500-3000 mstrain ist ein optimaler physiologischer Rahmen, innerhalb dessen eine osteoblastäre Funktion stattfindet. Durch zahlreiche Untersuchungen konnten diese hypothetischen Werte auf Dehnungsreize von ca. 1000-5000 mstrain (Dehnung von 0.1% – 0.5%) genauer definiert werden (Meyer et al., 1999; Joos et al., 2000; Meyer et al., 2001; Joos et al., 2006). Es ließ sich eine direkte Korrelation zwischen einwirkender Kraft (Dehnungsreiz) und zellulärer Reaktion zeigen, da die Aktivität der Knochenzelle den entscheidenden Motor für die Knochenregeneration darstellt (Lanyon et al., 1982). Somit wird der zelluläre Dehnungsreiz zum Stimulus der Knochenbildung und der Regeneration. Die Knochenregeneration hat ein schmales Fenster von optimalen Dehnungsreizen von 0.1% – 0.5% (= 1000-5000 mstrain), welches den Knochen durch Autoregulation oder Knochenregeneration aufrecht zu erhalten versucht.

Mit Hilfe einer Finite Elemente-Analyse (Joos et al., 2000; Vollmer et al., 2000; Meyer et al., 2001) konnten sie zeigen, dass die ideale Form eines Implantates zur Übertragung von optimalen Dehnungsreizen in den Knochen einem Parabol entspricht, wie auch bei einer natürlichen Zahnwurzel. Bei allen anderen gängigen Implantatformen treten sehr inhomogene Dehnungsreize über die gesamte Implantatoberfläche auf, die die Obergrenze von 5000 mstrain z. T. weit übersteigen (Joos et al., 2000). Diese Tatsache erklärt die von krestal nach basal fortschreitende bindegewebige Spaltbildung an Zylinderimplantaten, wie Büchter et al. (2004) feststellen konnten.

Bei dem Prozess des sekundären Remodellings spielen somit Faktoren der Oberfläche, die den direkten Kontakt von Knochenzellen und Implantatoberfläche beeinflussen, und die Einleitung definierter Dehnungsreize auf die Knochenzellen eine entscheidende Rolle. Nur durch das optimale Zusammenwirken dieser Faktoren ist eine rasche und dauerhafte Osseointegration zu erhalten.

Ekert et al. (1997) berichten über zweijährige Erfahrungen mit dem Astra-Implantat-System (TiO$_2$-gestrahlt). Bei 79 Patienten wurden 325 Implantate inseriert und eine 3- bis 6-monatige Einheilzeit abgewartet. Die Überlebensrate betrug 96.9% bei einer maximalen Liegedauer von 755 Tagen. Die Lokalisation der Implantate im Oberkiefer war im Front- und Seitenzahngebiet gleichgewichtig und betrug im Unterkiefer 3:1. Dabei wurden 71 Implantate in Kombination mit einer Beckenkammosteoplastik und 20 Implantate mit einer lokoregionären Osteoplastik inseriert. Bei 17 Implantaten erfolgte eine Anlagerungsosteoplastik, bei 52 eine Auflagerungsosteoplastik und bei 22 eine Sinusboden-Elevation. Von den 325 inserierten Implantaten waren 183 freigelegt und überwiegend bereits prothetisch versorgt worden. Die große Primärstabilität des Astra-Implantatsystems wurde als vorteilhaft dargestellt.

Beim Tiolox-Implantatsystem wurde an dieser Stelle als Alternative ein Hydroxylapatitkragen aufgebracht, um einen möglichst raschen Knochenverbund mit hoher mechanischer Ankopplung in diesem Gebiet zu erzielen und ein Einwachsen von Bindegewebe zu verhindern. Hier sind diametrale Gegensätze im Implantatkonzept erkennbar, wobei experimentelle Vergleichsstudien nach bisheriger Kenntnis fehlen. Es bestehen lediglich klinische Erfahrungen mit den unterschiedlichen Knochen-abbauvorgängen, die bei glatter, zylindrischer Implantatgeometrie im Kortikalisbereich rasch spitzwinkelige Knochentaschen bis zur ersten Gewindeschulter oder der rauen Implantatoberfläche zeigen (Dietrich et al., 1991, 1992; Richter et al., 1992; Dietrich et al., 1993; Behneke, 1995; Roynesdal, 1998).

In den Untersuchungen der Oberflächenstrukturen von Wilke et al. (1990) wurde festgestellt, dass sandgestrahlte, geätzte oder plasmaspritzbeschichtete Implantate einen 5-7-fach höheren Ausdrehwert hatten als glatte Oberflächen.

In einer Studie von Wennerberg et al. (1997) wurden drei verschiedene Oberflächen verglichen. Es wurden die Ausdrehwerte, der Knochen-Implantat-Kontakt und die Ionenabgaben untersucht. Die Ausdrehwerte und der Knochen-Implantat-Kontakt der auf 250 µm gestrahlten Oberfläche waren am höchsten, die der glatten Oberfläche am niedrigsten. Die Ionenabgabe blieb jedoch für alle Oberflächen unbeeinflusst. Eine raue Oberfläche hat also eine positive Auswirkung auf die Verankerungsfestigkeit von Implantaten.

Auch Größner-Schreiber und Tuan (1991) untersuchten unterschiedliche Titan-Oberflächen auf ihre Beeinflussung der Osseointegration. Die Osteoblasten zeigten auf rauen und porösen Titanoberflächen eine gesteigerte Mineralisation und Kollagensynthese. Qu et al. (1996) untersuchten das Verhalten von Osteoblasten an verschiedenen rauen Oberflächenstrukturen. Dabei kam es zu keiner Zellorientierung an glatten Oberflächen, jedoch hatte die raue Oberfläche einen positiven Einfluss auf das Verhalten der osteogenetischen Zellen und somit auf die Osseointegration. Ong et al. (1995) hingegen stellten keine signifikanten Unterschiede bezüglich der Zellzahl auf Titanoberflächen oder auf mit Calcium-Phosphat beschichteten Oberflächen fest.

Verschiedene Autoren sehen als optimale Voraussetzung für die Osseointegration die ungestörte Einheilphase an, d.h. im Unterkiefer eine Einheilphase von 3-4 Monaten und im Oberkiefer von 6 Monaten. Nach dieser Zeit konnten Brånemark et al. (1977) und Donath et al. (1992) histomorphologisch nachweisen, dass die knöchernen Einheilungsvorgänge komplett abgeschlossen waren.

Wilke et al. (1990) untersuchten den Einfluss von verschiedenen Oberflächenrauigkeiten auf ihre Verankerungsqualität im Knochen. Bei dieser Torque Removal-Studie zeigte sich, dass für sandgestrahlte, geätzte und mit TPS beschichtete Implantate ein 5-7-fach höherer Ausdrehwert (Explantationswert) im Vergleich zu glatten Oberflächen erzielt wurde.

Buser et al. (1991) untersuchten den prozentualen Anteil des direkten Knochen-Implantat-Kontaktes an sechs verschiedenen Oberflächen im Tierversuch. Die Oberflächen wurden durch Elektropolitur (E), mittlere Sandstrahlung und Säureätzung (SMP 0.12 µm-0.25 µm Partikel +HF/HN03), grobe (SL 0.25 µm-0.5 µm Partikel) Sandstrahlung ohne und mit Säureätzung (SLA), TPS-Beschichtung und HA-Beschichtung modifiziert. Der höchste Prozentsatz wurde an der HA-Beschichtung (60-70 %) und an der mit SLA behandelten

Oberfläche festgestellt. Eine Korrelation zwischen ansteigender Rauigkeit und Knochen-Implantat-Kontakt wurde in dieser Studie gezeigt. Da langfristige Resorptionen an der HA-Beschichtung zu beobachten sind, wurde die SLA-Beschichtung positiver dargestellt. Wennerberg et al. (1996, 1997, 1998) verglichen raue Oberflächen mit glatten Oberflächen. Die rauen Oberflächen wurden mit 25 µm-, 75 µm- und 250 µm-Partikeln (Al_2O_3) gestrahlt. In der Studie am Hasen von Wennerberg et al. (1996) wurden gestrahlte Oberflächen mit 25 µm- und 75 µm-Partikeln miteinander verglichen. Die Oberflächen wurden nach 12 Wochen Einheilzeit ausgewertet. Es wurden ein höherer Knochen-Implantat-Kontakt und ein höherer Ausdrehwert für die mit 75 µm gestrahlten Oberflächen festgestellt. Ein Mittelwert für die Rauigkeit (Ra) wurde mit 1-1.4 µm als ideal für eine Mikrostrukturierung festgelegt. Auch bei dieser Studie fand man zwischen den Gewinden weniger Knochen als außerhalb an den gestrahlten Oberflächen. Dieses Resultat wurde mit dem gesetzten Trauma während der Implantation erklärt und es wurde festgestellt, dass dies ein zeitabhängiges Phänomen sei. Die Studie war auf 12 Wochen begrenzt, und diese Phase sei zu kurz für den Heilungsprozess. Dies steht jedoch im Widerspruch zu der Einjahresstudie von 1997, in der das gleiche Phänomen ebenfalls auftauchte.

In einer weiteren Studie mit Osseotite-Oberflächen von Grunder et al. (1999) wurde ein Zeitraum von 34.4 Monaten ausgewertet. 219 Osseotite-Implantate wurden bei 74 Patienten (34 Frauen und 40 Männer) mit einem Durchschnittsalter von 57.8 +/–15.2 Jahren inseriert. Die belastungsfreie Einheilzeit betrug im Oberkiefer sechs Monate und im Unterkiefer drei Monate. Die prothetische Versorgung umfasste festsitzende und kombiniert festsitzend-herausnehmbare Restaurationen. Von den 219 Implantaten waren 216 erfolgreich osseointegriert und funktionell belastet. Drei Implantate gingen in D3-Knochen in der posterioren Maxilla während der Einheilzeit verloren. Es wurde eine Erfolgsrate von 98.6% für die unbelastete Einheilzeit angegeben. Für den Zeitraum, in dem eine prothetische Versorgung und somit eine Belastung stattfand, wurde eine Erfolgsrate von 100% angegeben. 85.8% der Implantate waren länger als 10 mm und ca. 50% hatten einen Durchmesser von 4 mm. Zusammenfassend kamen die Autoren zu dem Ergebnis, dass Implantate mit Osseotite-Oberflächen auch in geringeren Knochendichteregionen erfolgreich eingesetzt werden können.

In einer 5 Jahres-Verlaufsstudie von De Leonardis et al. (1999) wurden 100 Minimatic-Implantate (geätzt) ausgewertet. Die Implantate wurden in 63 Patienten inseriert. Es gab keine Angaben zur Geschlechtsverteilung oder zum Alter der Patienten. Die Einheilungszeit betrug 4 bzw. 6 Monate in Abhängigkeit von der Lokalisation. Dabei wurden 54 Implantate im

Evaluation der Primärstabilität 33

Unterkiefer und 46 im Oberkiefer platziert. Von den 100 inserierten Implantaten wurden 98 ausgewertet, da ein Patient mit zwei Implantaten nicht mehr zum Recall erschienen war. Von den 98 Implantaten wurden drei Implantate als nicht integriert beurteilt und somit eine Erfolgsrate von 97% erzielt. Alle Erfolgskriterien nach Albrektsson et al. (1986) wurden erfüllt.

Nach Brunski (1993) führen Makrobewegungen zu einer fibrossären Einkapselung, während Mikrobewegungen bis zu 100 µm zu keiner nennenswerten Beeinträchtigung der Osseointegration führen.

Hashimoto et al. (1988) führten eine Studie an Affen durch. Die eingesetzten Implantate wurden nach vier Wochen belastet, die histologische Auswertung erfolgte nach drei Monaten. Dabei stellte sich heraus, dass alle Implantate osseointegriert waren und keine Anzeichen einer bindegewebigen Einkapselung vorhanden waren.

Zu diesen Ergebnissen kamen auch Deporter et al. (1990). Sie implantierten bei Hunden Implantate mit konischer Geometrie und Titanschrauben, die nach sechs Wochen belastet wurden. Auch hier fand eine vollständige Osseointegration statt.

In der Studie von Corigliano et al. (1995) wurden bei Affen Einzelzahnlücken mit Implantaten versorgt, die nach zwei Wochen belastet wurden (Frühbelastung). Die Implantate waren ebenfalls osseointegriert.

Piatelli et al. (1997) implantierten bei Affen Schraubenimplantate. Die eine Gruppe von Implantaten wurde nach 30 Tagen sofort belastet, die andere wurde nicht belastet. Die Autoren stellten eine kompaktere Knochenstruktur bei der Gruppe mit den sofort belasteten Implantaten fest.

Salama et al. (1995) versorgten zwei Patienten mit Implantaten, die sofort belastet wurden und erfolgreich osseointegriert waren.

Chiapasco et al. (1997) konnten keine entscheidende Beziehung zwischen Verlustrate und Implantattyp feststellen. Für sie waren Implantatlänge und -breite und die Knochendichte die wichtigsten Faktoren für die Osseointegration. Es wurde in dieser Studie allerdings nur ein Implantatsystem angewendet, so dass die Rolle der Implantatgeometrie nicht beurteilt werden kann.

Es besteht laut Schnitman et al. (1990) eine Abhängigkeit von der Knochendichte und der Vermeidung von extremen Bewegungen bei Sofortbelastung der Implantate für eine erfolgreiche Osseointegration. Die Untersuchung der periimplantären Knochenreaktion ist konventionell durchgeführt sowie histologisch und elektronenmikroskopisch ausgewertet worden.

Die histologische Übersicht über die Implantat-Knochen-Grenzfläche zeigt eine Kongruenz zwischen dem Implantat und dem umgebenden Knochen. Ein direkter Kontakt zwischen Implantat und Knochen war über die gesamte Oberfläche der Implantate direkt nach Insertion gegeben.

In einer tierexperimentellen Untersuchung an Macaca fascicularis Affen von Romanos (2005) wurden unter anderem die Knochen-Implantat-Kontakte zwischen unbelasteten Implantaten mit gleichförmiger Gewindeform und unbelasteten Implantaten mit progressiver Gewindeform verglichen. Die histomorphometrische Auswertung der Ergebnisse zeigte größere Knochen-Implantat-Kontakte bei den Implantaten mit progressiver Gewindeform.

Cochran et al. (1996) verglichen belastete und unbelastete SLA-Implantate mit TPS-Implantaten röntgenologisch. In dieser Studie wurden bei sechs Foxhunden 69 Implantate im Unterkiefer eingesetzt und eine dreimonatige Einheilzeit abgewartet. Bei Versuchsbeginn unbelastet, 7-10 Tage nach Implantation, 3, 6, 9 und 12 Monate nach Belastung wurden standardisierte Röntgenbilder aufgenommen. Die belasteten Implantate waren mit der natürlichen Bezahnung nachempfundener Goldkronen restauriert. Die SLA-Implantate zeigten einen geringeren Knochenhöhenverlust (=Distanz zwischen Implantatschulter und dem koronalsten Knochen-Implantat-Kontakt (DIB) von 0.52 mm als die TPS-Implantate (0.69 mm). Nach drei Monaten Belastung wiesen die SLA-Implantate einen DIB von 0.73 mm und die TPS-Implantate einen DIB von 1.06 mm auf. Diese Differenz blieb in den 12 Monaten Belastungszeit bestehen. Beide Implantate zeigten eine Abnahme der Knochendichte nach drei Monaten Belastung (sechs Monate Liegezeit) im Bereich des kortikalen Knochens und eine Zunahme in weiter apikal liegenden Regionen. Zusammenfassend wurde die SLA-Oberfläche zumindest als gleichwertig, wenn nicht sogar den maschiniertpolierten und TPS-beschichteten Oberflächen als überlegen dargestellt.

Zusammenfassend wird hier der Einfluss der Implantatgeometrie auf die primäre Verzahnung im ortsständigen Knochen anhand von verschiedenen In-vitro- und In-vivo- Untersuchungen demonstriert. Die Studien erklärten, dass eine Gewindegeometrie von Bedeutung ist, vor allem, wenn Implantate in weichem (schwach strukturiertem) Knochen inseriert werden. Die Geometrie scheint von besonderer Bedeutung bei der Sofortversorgung zu sein. Die Rolle der rauen Oberflächenstrukturen hat sicherlich eine zusätzliche Bedeutung zu einem späteren Zeitpunkt und führt zusätzlich zu einer langfristigen Implantatstabilität mit Erhöhung der periimplantären Knochendichte. Die Belastungsmodule (Früh- oder Sofortbelastung) sind weiterhin Phänomene mit einem positiven Einfluss auf dem periimplantären Knochen, da physiologische Kräfte auf diesem Wege vom periimplantären Knochen unmittelbar nach der

Implantatinsertion akzeptiert werden können. Künftige Langzeituntersuchungen sind erforderlich, die die Rolle der Belastung bei verschiedenen Knochenqualitäten in Verbindung mit variablen Gewindegeometrien nachweisen.

2. Fragestellung

Das Ziel der vorliegenden Studie war es, die Primärstabilität (Knochen-Implantat-Kontakte) von verschiedenen dentalen enossalen Implantaten im Knochen zu überprüfen.
Den In-vitro-Untersuchungen lagen folgende Fragestellungen zu Grunde:

- Wie groß ist der Knochen-Implantat-Kontakt bzw. die Knochendichte bei verschiedenen Implantatsystemen?
- Inwieweit beeinflusst die Außengeometrie des Implantates die Primärstabilität?
- Welche Unterschiede/Gemeinsamkeiten gibt es zwischen µCT und der konventionellen histomorphometrischen Analyse?
- Wie groß ist der Knochen-Implantat-Kontakt im kortikalen und wie groß ist er im spongiösen Knochen?

Aus den Ergebnissen der Untersuchung sollten sich folgende Fragen beantworten lassen:

- Welches Untersuchungsverfahren ist in Zukunft am besten geeignet, um die Knochen-Implantat-Kontakte zu überprüfen?
- Welche Außengeometrie sollte man bevorzugen, um eine hohe Primärstabilität zu erlangen?

3. Material und Methoden

3.1. Auswahl des Tierknochens

Die phylogenetische Vergleichbarkeit und die Ähnlichkeit der Physiologie zwischen Tieren und Mensch bilden die Grundlage tierexperimenteller Untersuchungen (Salen, 1994). Obwohl die Ergebnisse von Tierversuchen nicht pauschal auf den Menschen übertragbar sind, erlaubt es die Entwicklung von Tiermodellen in der Forschung, Ergebnisse mit hoher Relevanz für den Menschen zu gewinnen. Die von uns verwendeten Rippenknochen vom Rind zeigten eine gute Knochenqualität und eine gute kortikospongiöse Relation. Wichtig ist es, Knochen von frisch geschlachteten Rindern zu verwenden, da bei diesen die Knochenresorption noch nicht weit fortgeschritten ist.

3.2. Auswahl des Implantatsystems

Die hier verwendeten Implantate hatten unterschiedliches Oberflächendesign (Makrostrukturierung) und Mikrorauigkeit sowie unterschiedliche Gewindetiefe, Implantatgröße und –geometrien.
Alle Implantate wiesen einen Durchmesser von 3.5 mm und eine Länge zwischen 11 und 13 mm auf. Das Implantat kann mit seinem nach apikal ansteigenden Gewindeprofil auch wie ein selbstschneidendes Implantat, d.h. Knochen verdrängend, eingesetzt werden. Durch seinen konischen Gewindegrund wird der Knochen zusätzlich kondensiert und das Implantat wird in seiner Endposition verkeilt.

3.3. Implantatinsertion

Alle Implantate wurden anhand des chirurgischen Protokolls für das jeweilige Implantatsystem gesetzt. Dazu wurde eine Bohrmaschine (KaVo Intra°K-Boxes 947/948, KaVo, Leutkirch, Deutschland) mit einer Regulierung von 1.000-20.000 Umdrehungen pro Minute (U/min) und ein geeignetes 1:5-Winkelstück (W&H Bürmoos GmbH, Laufen, Deutschland) verwendet. Die Bohrungen wurden unter niedrigem Druck und mit einer Geschwindigkeit von ca. 1000 U/min unter externer Kochsalzspülung zur Vermeidung einer Knochenüberhitzung ausgeführt. Es wurden neue Bohrer verwendet und das Drehmoment betrug 35 N/cm. Die Knochenqualität betrug Klasse 2. Der Einsatz des Gewindeschneiders war bei allen Gruppen von Implantaten unnötig, da die Knochenstruktur bei allen Knochen deutlich reduziert war. Dadurch konnte die primäre Stabilität aller Implantate ohne Gewindeschnitt überprüft werden.

Alle Implantate wurden von unterschiedlichen Chirurgen mit hoher individueller Erfahrung mit dem jeweiligen verwendeten Implantatsystem inseriert. Jeder Chirurg hat nur ein einziges Implantatsystem inseriert.

3.4 Chirurgisches Procedere

Sechs verschiedene Implantatsysteme: Ankylos, Frialit-2, Xive, Replace Select Tapered, Straumann und Astra wurden hinsichtlich ihrer Kontakte zum Knochen (Primärstabilität) untersucht.

Das **Ankylos**-System (Friadent GmbH, Mannheim), das von Nentwig und Moser entwickelt wurde, stellt ein ablativ-rau oberflächenstrukturiertes Titan-Schraubenimplantat mit progressiver, d.h. nach apikal zunehmender Gewindetiefe dar. Durch ein Kreisbogenprofil soll insbesondere in der Spongiosa nach apikal zunehmend nicht nur vertikalen, sondern auch horizontalen Kraftvektoren ein Maximum an Übertragungsfläche geboten werden. Gleichzeitig soll durch einen polierten zervikalen Bereich von 2 mm keine kraftschlüssige Verzahnung mit der Kortikalis bzw. der kortikalisnahen Spongiosa entstehen. Dies soll zu einer apikal verstärkten Belastung bei gleichzeitiger Entlastung im zervikalen Bereich führen mit dem Ziel, frühe belastungsbedingte Einbrüche im Kortikalisbereich zu reduzieren. Entsprechende Finite Elemente-Berechnungen wurden durchgeführt. Knocheneinbrüche unter 20% sprechen für eine klinische Wirksamkeit des Konzeptes. Gleichzeitig wurde zur Ankoppelung der Suprastruktur ein Konusprinzip angewandt, das durch zusätzliche thermische kraftschlüssige Verspannung eine mechanische Dauer- und Rotationsstabilität sowie eine bakteriendichte Spaltfreiheit erzielen soll. Der enossale Teil wird mit den Durchmessern 3.5, 4.5 und 5.5 mm und mit Längen von 8, 9.5, 11, 14, 17 mm angeboten. In der vorliegenden Untersuchung haben wir Implantate mit einem Durchmesser von 3.5 mm und einer Länge von 11 mm inseriert (Abb. 4-8).

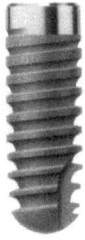 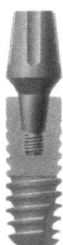 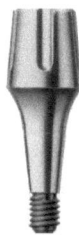

Abb. 4: Ankylos   Abb. 5: Konusverbindung   Abb. 6: Standardpfosten

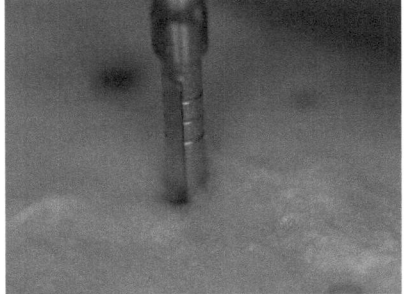 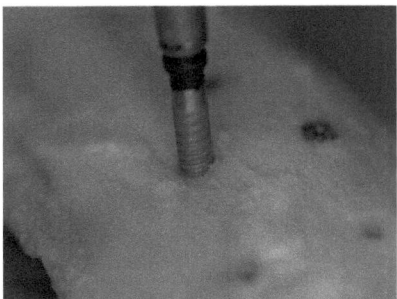

Abb. 7: Schaftlochbohrung   Abb. 8: Das Ankylos-Implantat während der Insertion

Das **Frialit-2**-Implantat (Friadent GmbH, Mannheim) besitzt ein wurzelanaloges Implantatdesign. Die Stufenschraube sorgt für eine erhöhte Schneidleistung im kortikalen Knochen und für eine optimale Primärstabilität durch sichere Retention in der weichen Spongiosa. Durch die Stufenschraube mit trimodaler Implantatoberfläche erhält man ebenfalls eine bessere Adaption an die funktionellen Anforderungen von Epithel, Bindegewebe und Knochen. Bei der Anschlussgeometrie findet man ein internes Hexagon, das eine Spielpassung aufweist. Das Frialit-2-Implantat ist in fünf verschiedenen Durchmessern und in Längen von 8-15 mm erhältlich. Wir haben Implantate mit einem Durchmesser von 3.5 mm und einer Länge von 11 mm benutzt (Abb. 9-11). Das Frialit-2-System ist die konsequente Weiterentwicklung des entwickelten Tübinger-Sofortimplantats aus polykristalliner Aluminiumoxid-Keramik. Neben dem charakteristischen zahnähnlichen Design des Stufenzylinders mit zwei unterschiedlichen Oberflächenmodifikationen wurde die so genannte

Stufenschraube mit selbstschneidenden Gewindegängen auf den unteren Implantatabschnitten entwickelt und eine rotationsgesicherte, verschraubte Aufbaumöglichkeit geschaffen, die vorgefertigte Implantatteile und eine höchstmögliche Anpassung an die individuelle Situation erlauben. Eine Weiterentwicklung ist die Frialit-2-Synchro-Schraube, bei der zwei parallele, „synchronisierte" Gewinde eine hohe Primärstabilität erzielen sollen. Beibehalten wurde das interne Hexagonprinzip bei der Verbindung zum Aufbauteil.

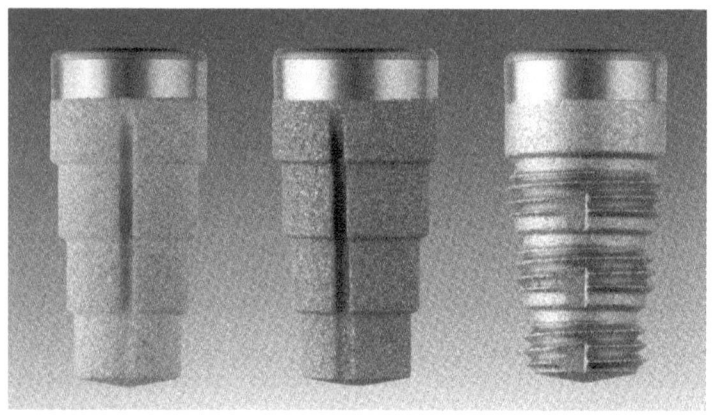

Abb. 9: Frialit-2 (FRIOS-Titanbeschichtung, Plasmabeschichtung, Tiefenstrukturierung)

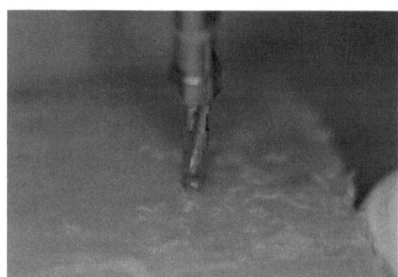 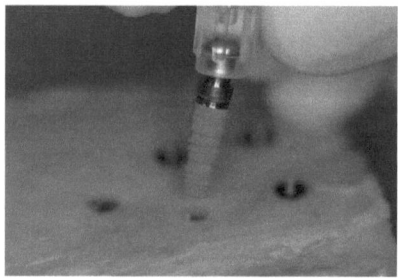

Abb. 10: Pilotbohrung

Abb. 11: Das Frialit-2-Implantat vor der Insertion

Das **Xive**-Implantat (Friadent GmbH, Mannheim) besitzt ein Schraubengewinde, welches zur Erhöhung der Primärstabilität und zur Entlastung des krestalen Knochens progressiv gestaltet wurde. Das innovative Gewindedesign bei Xive- Zylinderschraubenimplantaten führt in Kombination mit der knochenklassenspezifischen Aufbereitung des Implantatlagers zu einer Drehmomentstabilisierung in allen Knochenqualitäten. Das Xive-Implantat ist in fünf verschiedenen Durchmessern erhältlich. Wir haben Implantate mit einem Durchmesser von 3.5 mm und einer Länge von 11 mm inseriert (Abb. 12-14).

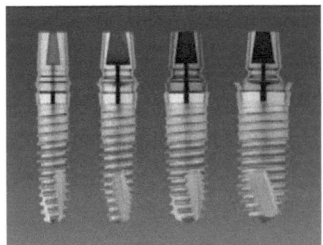
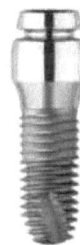

Abb. 12: Xive-Implantat mit verschiedenen Durchmessern

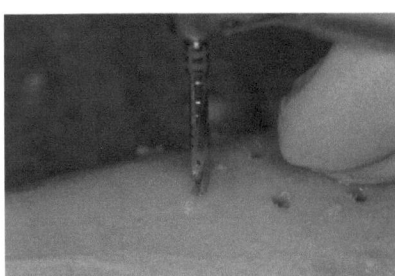
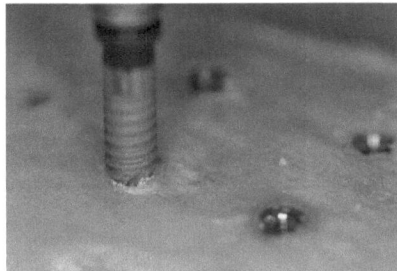

Abb. 13: Schaftlochbohrung

Abb. 14: Das Xive-Implantat vor der Insertion

Die **Replace Select Tapered**-Implantate (Nobel Biocare, Göteborg, Schweden) besitzen durch ihre konische Form ein wurzelanaloges Implantatdesign. „Select" steht für die einzigartige Ausführung der Innenverbindung. Diese Verbindung vereinfacht den Anschluss des Abutments und sichert in unkomplizierter Form die wichtige Verbindung zwischen Implantat und Abutment. Die Implantate sind in vier Durchmessern (farbkodiert) und in Längen von 10-16 mm erhältlich. Sie wurden für eine optimierte Implantatinsertion und für gängige anatomische Gegebenheiten entwickelt und bieten verbesserte ästhetische Ergebnisse. Ihre Oberfläche ist als „TiUnite" bekannt und dem Anoxidationsverfahren entsprechend modifiziert.

Aus chirurgischer Sicht eignet sich die Schraube, um auch bei geringem Restknochenangebot eine hohe Primärstabilität zu erzielen. Damit kann das Implantat auch zur Fixierung von Osteoplastiken eingesetzt werden. Problematisch erscheint die geringe Rotationsstabilität, insbesondere wenn sich die einzige Rotationssicherung des nicht selbstschneidenden, glatten, maschinierten Standard-Schrauben-Implantates im enossalen Teil an der Spitze des Implantates im Augmentat des Kieferhöhlenbodens oder im sehr spongiösen ortsständigen Knochen befindet.

Wir haben Implantate mit einem Durchmesser von 4.3 mm und einer Länge von 13 mm verwendet (Abb. 15-17).

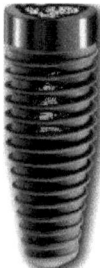

Abb. 15: Replace Select Tapered

Evaluation der Primärstabilität 43

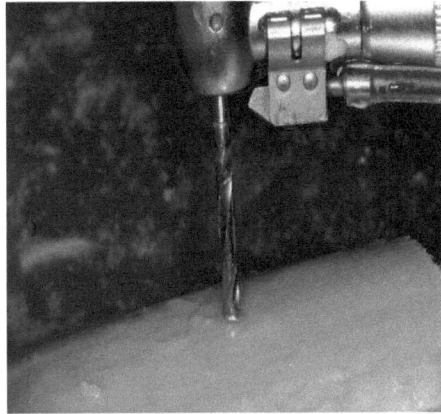
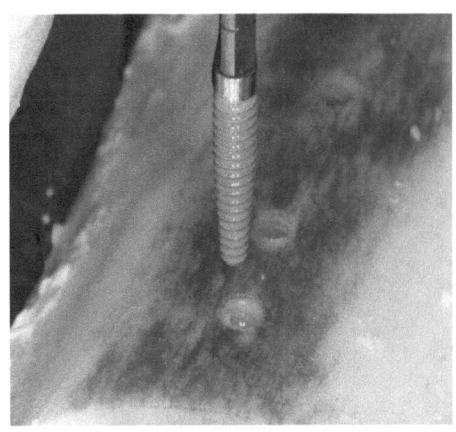

Abb. 16: Pilotbohrung beim Replace Select Tapered-Implantat

Abb. 17: Replace Select Tapered-Implantat vor der Insertion

Das **Straumann**-Implantatsystem (Straumann AG Waldenburg, Schweiz) besitzt eine zylindrische Form im apikalen Bereich und eine konische Form im zervikalen Wurzelbereich. Das von Schroeder und Sutter ursprünglich als transgingival einheilender Hohlzylinder mit rauer Oberfläche (TPF-Beschichtung) entwickelte System muss ebenfalls zu den wichtigen Standardimplantatsystemen gerechnet werden. Das System basiert auf der transgingivalen Einheilung und der Oberflächenvergrößerung (Oberflächenaufrauung (TPF) und Hohlzylinderdesign). Die Konstruktion der Hohlzylinderimplantate sollte den Knochendefekt möglichst bei gleichzeitig maximaler Oberfläche zur Kraftübertragung gering halten. Durch dieses Konzept der perforierten Hohlzylinder strebte man eine Elastizität an, die der Knochenelastizität nahe kommt. Problematisch waren die entstehenden Knochenresorptionen und die folgenden Frakturen. Durch die konsequente Weiterentwicklung zum heutigen Straumann-System, bei dem die Verbindung zum Aufbauteil über einen Octagon bewerkstelligt wird und das insbesondere durch die Modifikation der zweiteiligen, transgingival einheilenden Vollschraube mit einer neuen Oberflächenmodifizierung (SLA=gestrahlt/geätzt) eine verbesserte Osseointegration bewirken soll, muss dieses Implantatsystem nach Verbesserungen auch im prothetischen Versorgungskonzept als ein bewährtes System bezeichnet werden. Die Implantate sind in vier unterschiedlichen Durchmessern und in Längen von 6-16 mm erhältlich. Wir haben Implantate mit einem Durchmesser von 3.5 mm und einer Länge von 12 mm verwendet (Abb. 18-22).

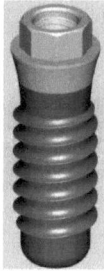 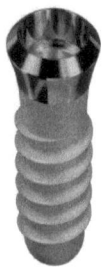 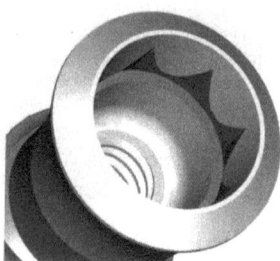

Abb. 18: ITI-TPS Narrow neck   Abb. 19: ITI-SLA   Abb. 20: SynOcta-Verbindung

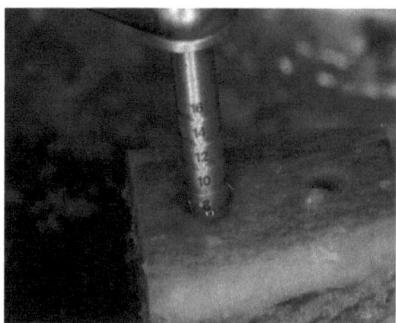 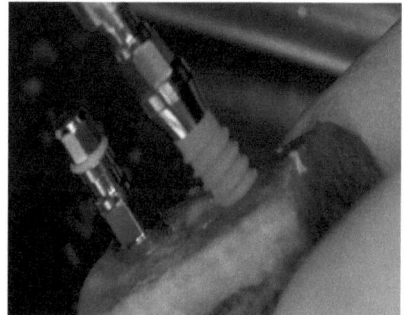

Abb. 21: Pilotbohrung   Abb. 22: Das Straumann-Implantat während der Insertion

Beim **Astra**-Implantatsystem (Astra Tech, Stockholm, Schweden) handelt es sich um ein zylinderförmiges Implantat. Sein Innenkonus mit Schraubenverbindung ermöglicht eine einfache und damit weniger invasive Freilegungsoperation. Die neue raue Fluorid-modifizierung der OsseoSpeed-Implantatoberfläche unterstützt laut Herstellerangaben eine schnelle Knochenregeneration auf biologischer Basis. Das Ergebnis ist laut Herstellerangaben mehr Knochen in kürzerer Zeit. OsseoSpeed eignet sich laut Herstellerangaben für alle Indikationen, besonders für: Sofortimplantation, Frühbelastung und anspruchsvolle Indikationen. Es unterstützt den Knochenheilungsprozess schon im Frühstadium und ermöglicht so eine sichere und effektivere Frühbelastung.

Evaluation der Primärstabilität

Das Astra-Implantat ist ein vom Brånemark-System weiterentwickeltes Implantatsystem. Es unterscheidet sich im Wesentlichen durch eine ablativ aufgeraute-gestrahlte (TiOblast, TiOblast-Microthread) Implantatoberfläche und eine konische, dem Ankylos- oder Straumann-Implantat vergleichbare Ankopplung der Suprastruktur (Conical Seal Design). Bereits primär wurde das Implantat als selbstschneidende Schraube entwickelt. Der enossale Teil wird in Durchmessern von 3.5 mm, 4 mm, 4.5 mm und 5 mm und in den Längen 8-19 mm angeboten. Wir haben in der vorliegenden Studie Implantate mit einem Durchmesser von 3.5 mm und einer Länge von 11 mm benutzt (Abb. 23-26). Das Problem der Einzelzahnversorgung wurde durch eine geeignete Implantatform gelöst, in die entsprechend abgewinkelte Aufbauten einzementiert werden. Gegenüber dem Brånemark-System fällt eine deutlich geringere Systemvielfalt der Aufbau- und prothetischen Hilfsteile auf. Dies ist ein logistischer Vorteil auf der einen Seite, auf der anderen Seite nachteilig bei ästhetisch bzw. prothetisch aufwendigen Problemsituationen.

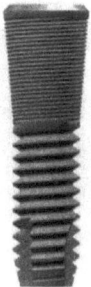 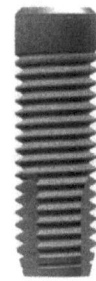 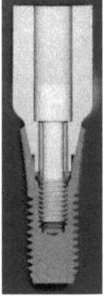 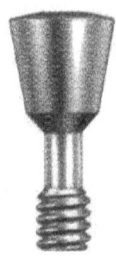

Abb. 23: TiOblast   **Abb. 24:** TiOblast Microthread   **Abb.25:** Conical Seal Design   **Abb. 26:** Verschluss-Schraube

Die sechs Implantatsysteme wurden in Rippenknochen von frisch geschlachteten Rindern gesetzt (Abb. 27). Es wurden insgesamt 10 verschiedene Rippen von unterschiedlichen Tieren verwendet, welche jeweils mit einem der oben erwähnten Implantatsysteme bestückt waren. Von jedem Implantatsystem wurden 20 Implantate inseriert. Anschließend wurden die Präparate in kleine quadratische Stücke zersägt (Abb. 28). Die Hälfte der Proben wurde dann in einer µCT (µCT-40, Scanco Medical AG, Bassersdorf-Zürich) dargestellt, die andere Hälfte wurde histologisch und histomorphometrisch analysiert.

Evaluation der Primärstabilität 46

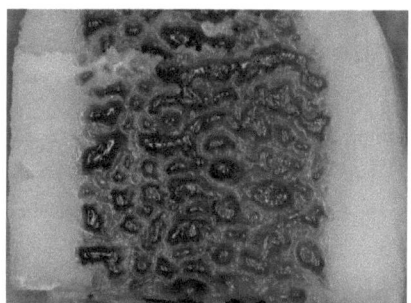
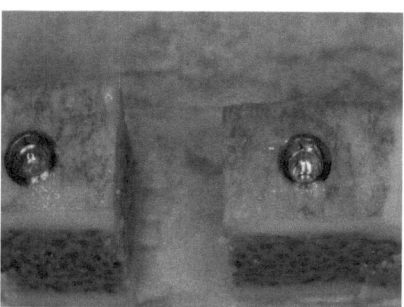

Abb. 27: Frisch geschlachteter Rinderrippen-Knochen stellt eine kortikospongiöse Knochenstruktur dar

Abb. 28: In kleine Stücke zersägte Knochen mit Implantaten

3.5. MicroCT-Messungen

Die Mikrocomputertomographie (Mikro CT) stellt eine neue Methode zur Darstellung und Quantifizierung von Knochen in sehr hoher Auflösung dar (Rüegsegger et al., 1996). Mit der µCT steht zum ersten Mal ein nicht destruktives morphometrisches Untersuchungsverfahren zur Verfügung. Der große Vorteil der µCT liegt in der Generierung dreidimensionaler Datensätze. Nicht nur die bildliche Darstellung, sondern auch Berechnungen mit hoher Genauigkeit sind auf der Basis von µCT-Daten möglich. Das System ist schnell, präzise und vollautomatisch.

Die Implantate der vorliegenden Untersuchung wurden mit einem kommerziell erhältlichen Desktop Micro CT gemessen (µCT40, SCANCO Medical AG, Bassersdorf, Switzerland). MicroCT-Untersuchungen sind zerstörungsfrei und die Proben können nachträglich nochmals komplett untersucht werden. Die MicroCT arbeitet mittels der Cone Beam-Technologie bestehend aus einer 7 µm-Brennfleck-Röntgenröhre.

Die Detektion der Photonen erfolgt mittels einem CCD-basierten Flächendetektor und die daraus erhaltenen Projektions-Daten werden durch den Computer auf 1024 x 1024 Voxel pro Schicht rekonstruiert. Die gewählte Voxelgröße von 30 µm in allen drei Dimensionen stellte sich als vollkommen ausreichend in Bezug auf die Auflösung heraus. Bei allen Proben wurden 450 Schichten evaluiert, Scanhöhe 13.5 mm. Die Röntgenspannung betrug 70 kV.

Ein kundenspezifisches Evaluationsskript (SCANCO Medical AG, Bassersdorf, Switzerland) berechnet die Kontaktfläche zwischen Implantat und der Knochenstruktur, unterstützt durch die 3D-Bildprozess-Technologie (Abb. 29).

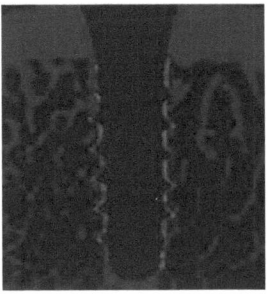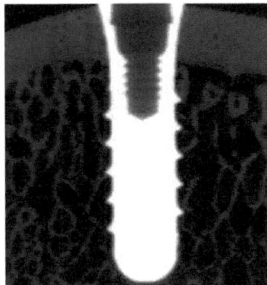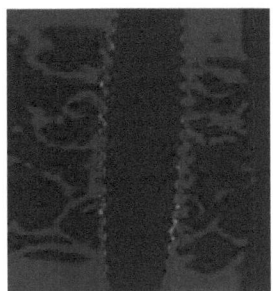

Abb. 29: Rot zeigt das mit dem Knochen verbundene Implantat, grün zeigt das mit Luft verbundene Implantat.

Durch das nicht destruktive Untersuchungsverfahren stehen die untersuchten Präparate für weitere mechanische Tests und sekundäre Messungen zur Verfügung. Mit dem µCT ist es sogar möglich, den primären Kontakt zwischen Implantat und Knochen genau in Prozenten auszurechnen (Abb. 29).
Nachteilig sind die hohen Kosten und die große Strahlenbelastung, besonders von Augenlinse, Schilddrüse und Haut.

3.6. Histologische Untersuchung

Die Präparate wurden in zwei verschiedenen histologischen Labors histologisch bearbeitet. Dies waren zum einem das histologische Labor der Universitätsklinik Düsseldorf und zum anderem das histologische Labor der Aristoteles Universität von Thessaloniki, Griechenland. Die Implantate mit dem umgebenden Knochen wurden dann in 10% Formalin für 48 Stunden fixiert. Eine Serie aufsteigender Alkoholreihen wurde benutzt, um die Proben zu dehydrieren. Die Dehydratation endete mit dem Eintauchen der Proben in drei separate Behälter, welche 100% Alkohol enthielten. Danach wurden die Proben in Kunststoff (Technovit 7200, Heraeus Kulzer GmbH, Wehrheim, Deutschland) eingebettet und für 12 Stunden unter blauem Licht polymerisiert. Ein Accutom-Hochgeschwindigkeits-Microtom und ein Dap-V-Schleifgerät (Kopenhagen, Dänemark) wurden verwendet, um dünne Schliffpräparate (60-80 µm) zu gewinnen. Zuletzt wurden die Präparate mit Toluidinblau 1% und Pyronin-G gefärbt. Anschließend wurden die histologischen Präparate unter dem Lichtmikroskop (Axiostar Plus;

Zeiss, Göttingen, Deutschland) mit integrierter Farbdigital-Videokamera (DC88AP; Sony, Japan) ausgewertet (Abb. 30, 31).

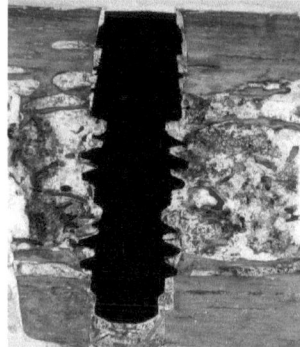 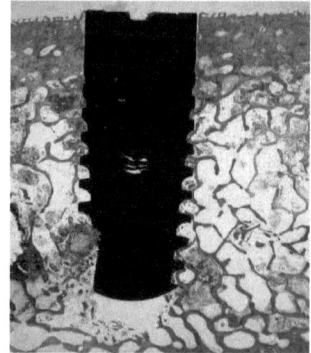

Abb. 30, 31: Histologisches Präparat, demonstriert Implantate mit dem umgebenden Knochen direkt nach Implantatinsertion

3.7. Histomorphometrische Untersuchungen

Die gefärbten Dünnschliffpräparate wurden im Weiteren histomorphometrisch untersucht. Dazu wurde ein Zeiss-Mikroskop (Fa. Leitz, Oberkochen, Deutschland) mit Objektiven 2,5x und 10x sowie eine Computereinrichtung mit der entsprechenden Software Videoplan (Kontron Elektronik GmbH, Eching, Deutschland) zur Messung der Knochen-Implantat-Kontakte und der Knochenfläche verwendet.

Im periimplantären Knochen wurden die Knochen-Implantat-Kontakte (in Prozent angegeben) im gesamten Interface jedes Implantats am Schliffpräparat (mit einem Vergrößerungsobjektiv von 2.5x) gemessen.

Die Fläche des periimplantären mineralisierten Knochens wurde weiter in standardisierten, zufällig ausgewählten Messfeldern (mit einem Vergrößerungsobjektiv von 10.0x) berechnet. Es wurden drei Messfelder an jeder Implantatseite (links und rechts) im Bereich der Gewindegänge, zwei Messfelder am Apex und zwei Areale im Interface in Regionen, die nicht in Kontakt mit der Implantatoberfläche stehen, ausgewählt (Abb. 32).

Die histomorphometrische Auswertung der Schliffpräparate (n=10) erfolgte durch zwei unabhängige, so genannte „Blind"-Untersucher.

Evaluation der Primärstabilität 49

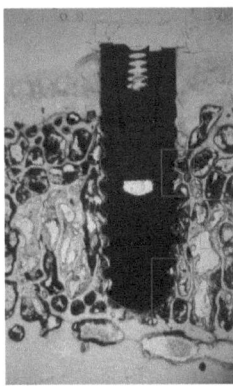

Abb. 32: Schematische Darstellung der ausgewählten Messfelder für die histomorphometrische Untersuchung des periimplantären mineralisierten Knochens (ungefärbtes Schliffpräparat)

3.8. Statistische Auswertung

Die statistische Auswertung erfolgte zunächst deskriptiv. Der Unterschied der erhobenen Daten zwischen Test- (Histomorphometrie) und Kontrollgruppen (Mikroradiologie) wurde später mit Hilfe eines zulässigen Signifikanztests berechnet und im Signifikanzniveau von 5% überprüft.

Anschließend erfolgte eine deskriptive statistische Auswertung mit den entsprechenden Mittelwerten und Standardabweichungen für jedes Implantat, sowohl der experimentellen als auch der Kontrollgruppe. Die Varianzanalyse mit dem gepaarten Student-t-Test ermittelte die möglichen Unterschiede und ihr Signifikanz-Niveau.

Dazu wurde das Programm SPSS (Statistical Product and Service Solutions, Stanford Universität) unter professioneller Mithilfe der Statistikerin des ZZMK-Frankfurt, Frau N. Krymchanska, angewendet.

Bei der Untersuchung wurden alle Grundregeln der Randomisierung berücksichtigt. Da die Anzahl der Stichproben nicht groß war, wurden alle Daten vom gleichen Untersucher erhoben, um damit die Fehlerquellen (aus statistischer Sicht) zu minimieren.

4. Ergebnisse

4.1. Histologische Ergebnisse

Alle Implantate wiesen primäre Kontakte mit dem umgebenden Knochen auf. Die Verbindung (KIK) eines Implantates mit dem umgebenden Knochen ist in den Abbildungen 33 und 34 charakteristisch dargestellt.

Im Bereich der Gewinde lag an manchen Stellen ein flächenhafter Knochenkontakt vor (Abb. 33, 34). Eine charakteristische Spongiosa mit ausgedehnten Hohlräumen war deutlich zu erkennen. An den knochenfreien Implantatoberflächen lagen ein- und mehrkernige Makrophagen. Diese Implantatregionen grenzten unmittelbar an die Kortikalis oder an spongiösen Knochen, der große Markräume enthält. Die Implantatoberflächen wurden hier von schmalen Knochenlamellen tapetenartig überkleidet. Flächenhafte, zungenartige Knochenkontakte waren besonders im koronalen und mittleren Drittel des Implantates charakteristisch.

An anderen Stellen waren punktförmige Knochenkontakte zu beobachten. Gewindegänge und Gewindespitzen hatten ebenfalls teilweise Kontakt zum Knochenmark.

Es konnte kein qualitativer Unterschied im periimplantären Knochen zwischen den unterschiedlichen Gewindegeometrien nachgewiesen werden.

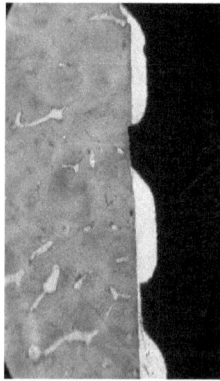
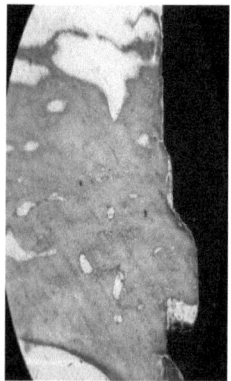

Abb. 33: Flächenhafte Knochenkontakte im mittleren Drittel eines unbelasteten Implantates (in-vitro)

Abb. 34: Flächenhafte Knochenkontakte im oberen Drittel eines unbelasteten Implantates (in-vitro)

4.2. Histomorphometrische Ergebnisse

PERIIMPLANTÄRES HARTGEWEBE

Die histomorphometrische Auswertung im Knochenbereich wurde in Prozent angegeben. Dazu gehören die Knochen-Implantat-Kontakte und die Fläche des mineralisierten periimplantären Knochens bei den Implantaten mit unterschiedlichen Gewindegeometrien.

Knochen-Implantat-Kontakte (KIK) in Prozent

	Mittelwert	Standardabweichung	Minimum	Maximum	N
Ankylos	64.80	9.51	42.00	74.00	10
Xive	58.25	7.40	47.50	70.50	10
Frialit-2	56.05	6.30	40.00	63.00	10
Astra	52.15	6.00	40.50	62.00	10
Straumann	51.15	8.87	39.00	67.00	10
Replace Select	49.15	11.11	25.00	61.00	10

Die zu beobachtenden KIK waren bei den Ankylos-Implantaten mit einem Mittelwert von 64.80% am höchsten (s. Tabelle).

Knochen-Implantat-Kontakte (KIK) in Prozent im kortikalen Knochen

	Mittelwert	Standardabweichung	Minimum	Maximum	N
Frialit-2	98.80	7.19	79	100	10
Xive	94.81	9.65	70	100	10
Ankylos	92.50	12.86	58	100	10
Astra	82.30	8.70	64	92	10
Straumann	79.80	16.91	55	100	10
Replace Select	72.70	20.19	31	91	10

Im kortikalen Knochen wiesen die Frialit-2-Implantate die meisten KIK auf.

Im spongiösen Knochen fanden sich bei den Ankylos-Implantaten die meisten KIK (%) (s. Tabelle)

Knochen-Implantat-Kontakte (KIK) in Prozent im spongiösen Knochen

	Mittelwert	Standardabweichung	Minimum	Maximum	N
Ankylos	37.10	13.08	19	54	10
Xive	28.60	8.12	14	41	10
Replace Select	25.60	7.56	16	38	10
Straumann	22.50	4.74	17	34	10
Astra	22.00	6.03	16	33	10
Frialit-2	18.90	8.62	1	28	10

Daraus lässt sich schließen, dass das spezielle progressive Makrodesign eine signifikant höhere Primärstabilität als die anderen Gewindegeometrien zeigt. An der zweiten Stelle lag das progressive und kondensierende Makrodesign des Xive-Implantatsystems. Alle weiteren untersuchten Implantatgeometrien haben niedrigere primäre Knochen-Implantat-Kontakte.

Die statistische Auswertung ergab eine statistische Signifikanz im Niveau von 5% ($p<0.05$) zwischen allen untersuchten Implantatsystemen, so dass die oben aufgeführten Werte statistisch hoch signifikant sind.

Evaluation der Primärstabilität

Knochenfläche in Prozent

A) Im Bereich der Gewindegänge

	Mittelwert	Standardabweichung	Minimum	Maximum	N
Xive	28.55	3.24	25.00	36.00	10
Frialit-2	25.43	3.75	20.80	32.00	10
Straumann	24.00	4.50	15.00	30.00	10
Replace Select	22.60	6.54	15.00	35.00	10
Ankylos	21.90	5.45	13.00	29.50	10
Astra	15.75	3.66	10.50	21.50	10

B) Im Apexbereich

	Mittelwert	Standardabweichung	Minimum	Maximum	N
Replace Select	28.50	11.67	13.00	44.50	10
Xive	24.15	7.69	15.00	44.00	10
Frialit-2	21.21	5.42	10.50	25.80	10
Staumann	18.95	5.03	9.50	26.00	10
Ankylos	17.00	4.84	7	26.00	10
Astra	13.45	2.19	10.00	17.00	10

C) Im Knochenbereich (nicht im Interface)

	Mittelwert	Standardabweichung	Minimum	Maximum	N
Brånemark Replace Select	30.25	10,48	17	52	10
Xive	28.40	5.25	20	37	10
Straumann	23.50	4.93	18	35	10
Frialit-2	22.18	5.77	14	31	10
Ankylos	18.55	4.54	10	24.5	10
Astra	15.45	4.64	7.5	24	10

D) Die gesamte Knochenfläche

	Mittelwert	Standardabweichung	Minimum	Maximum	N
Xive	26.35	3.48	23.00	35.50	10
Replace Select	25.72	6.04	14.80	35.50	10
Frialit-2	23.32	3.77	16.80	28.00	10
Straumann	23.25	5.30	17.00	35.50	10
Ankylos	19.54	4.26	9.75	25.75	10
Astra	14.85	2.22	12.20	18.10	10

A) Im Bereich der Gewindegänge war die Knochenfläche beim Xive-Implantat größer als bei den anderen fünf Implantatsystemen.

B) Im apikalen Bereich war die Knochenfläche bei den Brånemark-Implantaten am größten

C) Die benachbarten Knochenstrukturen der verschiedenen Implantatgruppen zeigten ähnliche Mittelwerte der Knochenfläche (mineralisierte Knochenfläche).

D) Die Knochendichte um die verschiedenen Gewindegeometrien ist verändert und entsprechend des kondensierenden Implantatmakrodesigns erhöht.

Evaluation der Primärstabilität 55

4.3. Mikroradiologische Ergebnisse (μCT)

PERIIMPLANTÄRES HARTGEWEBE

Anhand der μCT-Technologie wurden die gesamten Knochen-Implantat-Kontakte gemessen. Die radiologische Auswertung im Knochenbereich erfolgte für jedes Implantat von koronal nach apikal in ca. 350-400 Schnitten. Dazu gehören die Knochen-Implantat-Kontakte und die Fläche des mineralisierten periimplantären Knochens bei den Implantaten mit unterschiedlichen Gewindegeometrien. Alle Werte wurden in Prozent angegeben.

Gesamte Knochen-Implantat-Kontakte (KIK) in Prozent

	Mittelwert	Standardabweichung	Minimum	Maximum	N
Ankylos	70.90	3.68	64.95	73.83	400
Xive	66.18	2.33	62.29	68.01	400
Replace Select	65.87	8.30	55.67	74.39	400
Straumann	57.36	3.15	55.15	63.00	400
Frialit-2	53.18	10.46	43.00	70.28	400
Astra	49.20	6.53	38.00	55.00	400

Die KIK (%) anhand der μCT-Auswertung waren bei den Ankylos-Implantaten mit einem Mittelwert von 70.9% am höchsten.
In der Reihenfolge konnten Xive-, Brånemark- und Straumann-Geometrien eine gute Knochenverzahnung aufweisen. Die Frialit-2- und Astra-Implantate zeigten unmittelbar nach ihrer Platzierung keine starke Knochen-Implantatverbindung.

4.4 Statistische Auswertung

Beim Vergleich der histologischen mit der mikroradiologischen Messmethode bei der Evaluation der KIK (%) zeigte die radiologische Messtechnik deutlich höhere Werte als die konventionelle Histomorphometrie.

Knochen-Implantat-Kontakte (KIK) in Prozent

Implantatsystem	Histomorphometrie	Mikroradiographie	p
Ankylos	64.80	70.90	0.893
Xive	58.25	66.18	0.080
Replace Select	49.15	65.87	0.080
Straumann	51.15	57.73	0.080
Frialit-2	56.05	53.18	0.345
Astra	52.15	49.20	0.357
Gesamt	55.25	60.51	0.447

Die Ankylos-Implantate mit ihrem progressiven Makrodesign und die Xive-Implantate mit ihrem progressiven und kondensierenden Makrodesign wiesen bei beiden Techniken die höchsten KIK (%) auf.

Evaluation der Primärstabilität 57

Vergleich zwischen Radiologie mit Histomorphometrie

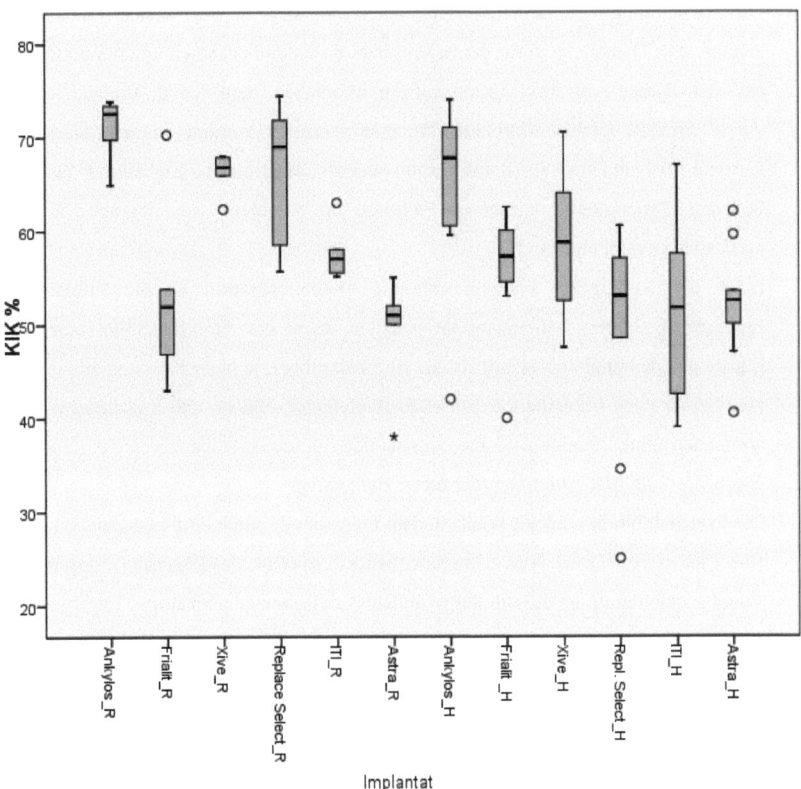

Abb. 35: Box-Plot-Diagramm der gesamten KIK der einzelnen Implantatsysteme radiologisch (R) und histomorphometrisch (H).

5. Diskussion

Die Anwendung von dentalen Implantaten hat sich in den letzten 20 Jahren als eine erfolgreiche Therapieform für die Rehabilitation von teilbezahnten und unbezahnten Patienten etabliert. Dieser Fortschritt basiert auf der Erkenntnis, dass dentale Implantate im Knochen durch direkten Knochen-Implantat-Kontakt verankert werden können. Dieses Phänomen wurde im Folgenden als Osseointegration oder als „ankylotische Einheilung" bezeichnet.

Seit den 1980er Jahren wurden die Faktoren, die zu einer Osseointegration führen, klinisch und experimentell untersucht.

Einer der wichtigsten Faktoren für die Osseointegration ist die Primärstabilität des Implantates. Unter Primärstabilität versteht man die Stabilität, die unmittelbar nach Einbringen des Implantates auftritt. Sie ist umso größer, je mehr Knochen-Implantat-Kontakte unmittelbar nach Implantation zwischen Implantatoberfläche und knöchernem Implantatbett vorhanden sind, hierbei sind die einsetzenden Knochenumbauvorgänge (biologische oder sekundäre Stabilität) von untergeordneter Bedeutung.

Die Primärstabilität wird im Wesentlichen mechanisch durch eine passgenaue Lagerung bzw. eine retentive Form des Implantatbettes erreicht. Wichtigste Voraussetzung der Knochenanlagerung ist die mechanische Ruhe zwischen Implantat und Lagergewebe, so dass ein Grenzwert von Mikrobewegungen (> 100 µm) nicht überschritten werden sollte (Brunski, 1992). Die Sekundärstabilität nach knöcherner Einheilung ist durch zusätzliche biologische Retention gekennzeichnet.

Eine Belastung in der Einheilphase führt trotz guter Primärstabilität durch das Auftreten von Mikrobewegungen zu einem hauptsächlich bindegewebigen Halt des Implantates. Brunski (1992) vermutet, dass Schraubenimplantate, welche sofort nach dem Einsetzen belastet werden, von mineralisiertem Knochen umgeben werden. Die durch die Schraubengeometrie erreichte Stabilität kann den entstehenden Mikrobewegungen widerstehen. Der Primärkontakt wird also sowohl von der Oberflächenbeschaffenheit des Implantates als auch von den morphologischen Besonderheiten des Implantatbettes beeinflusst. Die Qualität des Implantatbettes ist in der hier vorliegenden Studie von untergeordneter Bedeutung, da wir für alle Implantatsysteme Knochen ähnlicher (gleicher) Qualität als Implantatlager benutzt haben. Mit anderen Worten sind die unterschiedlichen prozentualen KIK der einzelnen Gruppen allein auf die Oberflächenbeschaffenheit (Makro- und Mikrodesign) der Implantate zurückzuführen.

Die Implantatformen veränderten sich im Laufe der Jahre, so dass heutzutage die Anwendung von konischen Schraubenimplantaten überwiegt. Diese bieten gegenüber den Zylinderimplantaten einige Vorteile. Zu nennen wäre in diesem Zusammenhang vor allem die bessere Primärstabilität und die günstigere Belastungsweitergabe an den Knochen. Es kommt dadurch zu weniger Knochenresorptionen im kortikalen Eintrittsbereich des Implantats. Dieses Phänomen wurde von Dietrich et al. (1992), Behneke et al. (1995) und Spiekermann et al. (1995) an IMZ-Zylinderimplantaten häufig festgestellt. Eine begrenzte, gleich bleibende Spannungsverteilung entlang der zylindrischen Implantatform könnte der ausschlaggebende Faktor dafür sein. Dies wurde von Joos (2000) in einer relativ neueren Studie festgestellt, bei der die Spannungsverteilung entlang verschiedener Implantatformen untersucht wurde. Eine osteoprotektive Wirkung, d.h. eine adäquate mechanische Stimulation des periimplantären Knochens, ist anzustreben. Dieser Gedanke der Optimierung der Primärstabilität durch eine neue Gewindegeometrie wurde von Nentwig und Moser (1993) in die Implantatgeometrie eingeführt. Die Belastungsweitergabe in die Spongiosa mit der Entlastung der steiferen Kortikalis wurde vom Ankylos-System mit dem progressiven Sondergewinde umgesetzt. Daher gab es, wie auch in unserer Studie zu sehen war, die meisten KIK im spongiosen Knochen, nicht jedoch im kortikalen Knochen. Dabei ist es wichtig, dass die Spannungsintensität im spongiösen Abschnitt am stärksten ist und somit eine osteoprotektive Wirkung im kortikalen Bereich zu erwarten ist. Blattimplantate erfüllen aufgrund der fehlenden Primärstabilität und des daraus resultierenden hauptsächlich bindegewebigen Halts nicht die heutigen Anforderungen, die einen Langzeiterfolg garantieren würden. Auch Hohlzylinder und Hohlschrauben haben sich aufgrund ihrer negativen statischen Eigenschaften (Frakturanfälligkeit) nicht behaupten können.

Die Implantatoberfläche wird als einer der wichtigsten Faktoren für die Osseointegration angesehen. In den letzten 10 Jahren gewann die Oberflächenbeschaffenheit im Osseointegrationsvorgang an Bedeutung.

Die glatt-maschinell hergestellten Oberflächen wurden durch TPS- und HA-beschichtete Implantatoberflächen ergänzt. Durch Ätzung modifizierte Oberflächen gerieten zwischenzeitlich in Vergessenheit, sind aber heutzutage unter anderen Bezeichnungen in den Mittelpunkt des Interesses gerückt. Die am besten dokumentierten Oberflächen sind die maschinell poliert hergestellte und die TPS-Beschichtung. Die glatten Implantatoberflächen haben sich bewährt und die TPS-Implantate waren die ersten rauen Implantate, die erfolgreich angewendet wurden. Die HA-Beschichtung wies aufgrund der häufigen periimplantären

Komplikationen Defizite in der Langzeitprognose auf, so dass diese Form tendenziell eher eine Randstellung in der dentalen Implantologie eingenommen hat.

Die „neuen" Oberflächen, die durch Sandstrahlung und/oder Ätzung modifiziert werden, sind in der dentalen Implantologie wieder aktuell. Es ist eindeutig erwiesen, dass eine Aufrauung, d.h. eine Mikrostrukturierung der Implantatoberfläche, einen positiven Einfluss auf die Osseointegration hat. Die vorliegende Untersuchung konnte die primären Kontakte von verschiedenen Implantatsystemen vergleichen.

Die KIK der Ankylos-Implantate waren im Vergleich zu den anderen fünf Implantat-Systemen signifikant höher. Bemerkenswert hierbei war, dass das Knochenvolumen der Ankylos-Implantate niedrige Werte im Vergleich zu den Knochenvolumen (Knochenfläche) der anderen Implantatsysteme aufwies. Diese guten Werte der Ankylos-Implantate lassen sich wahrscheinlich durch ihre schraubenförmige Geometrie, den konischen Gewindegrund und das progressive Gewinde erklären.

Im kortikalen Knochen waren die KIK bei allen Implantatsystemen deutlich höher als im spongiösen Knochen. Hier zeigten die Frialit-2-Implantate die höchsten Werte. Die Xive- und die Ankylos-Implantate zeigten im kortikalen Knochen ebenfalls sehr hohe Werte. Die Replace Select-Implantate wiesen im kortikalen Bereich die niedrigsten Werte auf. Diese Unterschiede sind wahrscheinlich auf die unterschiedlichen Geometrien (Makro- und Mikrodesign) der verschiedenen Systeme zurückzuführen. Aus diesen Ergebnissen kann man schließen, dass eine bikortikale Fixation aller Implantate anzustreben ist, da man dadurch eine hohe Primärstabilität erzielen kann und somit Mikrobewegungen im Interface vermeidet, besonders wenn Implantate sofort belastet werden sollen.

Piatelli et al. (1997) beschrieben eine größere Kontaktfläche bei sofort belasteten Implantaten im Vergleich zu unbelasteten Proben. Der Implantat-Knochenkontakt vergrößert sich während der funktionellen Belastung.

Die hier präsentierte histomorphometrische Analyse demonstriert, dass durch eine frühzeitige funktionelle Belastung die Gewinde von mineralisiertem Knochen umgeben werden.

Bei Implantaten mit hoher Stabilität, wie z.B. Implantate mit Schraubengeometrie, wird das Bohrloch des Lagergewebes etwa 0.1 mm kleiner als der Implantatdurchmesser präpariert, sie können okklusale Kräfte tragen, ohne dabei bewegt zu werden. An diesem Punkt greift das Wolf'sche Gesetz an, wonach belasteter Knochen auf eine funktionelle Aktivität mit der Formation von kortikalem Knochen reagiert. Daraus lässt sich schließen, dass ein Implantat mit geringer Primärstabilität (z.B. im spongiösen Knochen) schon bei geringer okklusaler Belastung einen positiven Einfluss auf die Knochendifferenzierung hat.

Das konnte auch bei tierexperimentellen Untersuchungen von Romanos et al. (2001, 2002, 2003) und Romanos (2005) mit unbelasteten, sofort und spät belasteten Implantaten mit progressivem Gewinde (Ankylos®-Implantate) bestätigt werden. Aus diesen Ergebnissen lässt sich schließen, dass je größer die Primärstabilität eines Implantates und damit auch je häufiger die Knochen-Implantat-Kontakte sind, desto weniger Mikrobewegungen hat man im Interface während der Einheilphase, so dass die Knochenheilung und damit auch die Osseointegration komplikationslos verläuft.

Histomorphometrische Analyse

Knochen-Implantat-Kontakte (KIK)
Es muss gefordert werden, dass jede experimentelle Studie über direkt knochenverankerte Implantate eine sorgfältig quantifizierte Auswertung des Anteils von Knochen-Implantat-Kontaktflächen beinhalten muss (Albrektson und Sennerby, 1990; Buser et al., 1991b; Gotfredsen et al., 1991; Gottlander et al., 1992; Weinländer et al., 1992).

Je größer die KIK unmittelbar nach der Insertion der Implantate sind, desto schneller wird der Remodelling-Prozess des Knochens verlaufen und desto besser wird die Osseointegration erreicht. Der Remodelling-Prozess ist im Interface in einer Zone von 1 mm Breite deutlich größer und nimmt kontinuierlich mit dem Abstand von der Implantatoberfläche ab (Piliero et al., 1973). Das biomechanische Umfeld, die Eigenschaften des Implantatmaterials und seiner Oberfläche sowie die lokalen Entzündungsreaktionen spielen hierbei eine entscheidende Rolle. Dieses kontinuierliche Remodelling ist als biologisches Phänomen als Antwort auf die mechanische funktionelle Belastung erforderlich, da dadurch Mikrofrakturen vermieden werden können. Die entscheidende Region des Remodelling-Prozesses liegt im implantatnahen Bereich in einem Umkreis von ca. 1 mm. Finite Elemente-Studien bestätigen diese Theorie ebenfalls, da signifikante Veränderungen in einer Umgebung von 1 mm um das Implantat unter mechanischer Belastung stattfinden können (Chen et al., 1993, 1994, 1995, 1996).

Mit der von Donath und Breuner (1982) beschriebenen Technik sind wir heute in der Lage, das periimplantäre Interface ohne Artefakte von nicht demineralisierten Präparaten ausführlich zu untersuchen. Es bleibt aber die Frage offen, wie groß das Ausmaß der Knochenkontakte mit dem Implantat sein muss, damit ein Implantat als „osseointegriert" bezeichnet werden kann. Auch wenn weniger als 25% der Implantatoberfläche mit dem

Knochen in Kontakt ist, kann das Implantat klinisch absolut stabil sein (Roberts et al., 1989b; Albrektsson und Johansson, 1991). Eine Rate von über 60% KIK (nach der Einheilung) ist mit einer Osseointegration verbunden (Albrektsson et al., 1993). Dieser Prozentsatz ist von der Implantatform, der chirurgischen Technik, der Belastungsart und -dauer abhängig (Albrektsson und Johansson, 1991).

Das Knochenvolumen im periimplantären Knochen in den Gewindegängen zeigte Differenzen zwischen den hier untersuchten Implantatgruppen. Die Messungen der Knochendichte zeigten unterschiedliche Resultate am Implantathals und an der Implantatspitze. Das Xive-Implantatsystem wies die höchste Dichte im periimplantären Knochen auf, dies ist wahrscheinlich auf sein progressives und kondensierendes Makrodesign zurückzuführen. Die Knochendichte dürfte bei funktioneller Belastung der Implantate different und höher ausfallen, wo eine Remineralisation von neugebildetem Knochen (Geflechtknochen) während des Remodelling-Prozesses stattfindet. Weitere Studien zeigten, dass unter funktioneller Belastung eine signifikante Zunahme der periimplantären Knochenqualität resultiert, besonders wenn die Implantate sofort belastet werden (Piattelli et al., 1998; Romanos et al., 2003; Romanos, 2005).

Vergleich µCT versus Histomorphometrie

Beim Vergleich der Ergebnisse der beiden Techniken ergaben die µCT-Messungen höhere Werte als die konventionelle Histomorphometrie, da die Anzahl der Schliffpräparate für die Histomorphometrie deutlich geringer ist. Die Ankylos-Implantate wiesen bei beiden Techniken die höchsten Werte von KIK (%) auf. Die größte Diskrepanz fand man bei den Replace Select-Implantaten. Auch die Xive-Implantate wiesen deutliche Unterschiede in den Ergebnissen auf.

Diese Unterschiede sind eventuell auf die einzelnen Schritte bei der Herstellung der histologischen Präparate und auf die unterschiedliche visuelle Betrachtung der Untersucher zurückzuführen.

Was die Präzision der Messungen angeht, so ist der µCT durch ihre Vielzahl an Schnittpunkten pro Implantat (ca. 400) deutlich genauer als die konventionelle Histomorphometrie mit nur wenigen Präparaten pro Implantat (ca. 10). Außerdem besteht bei den Messungen mittels µCT nicht die Gefahr, dass die Proben beschädigt werden, im Gegensatz zur konventionellen Histomorphometrie, bei der die Proben während der einzelnen Schritte bei der Herstellung der histologischen Präparate beschädigt werden können.

Mit dem µCT-Verfahren steht zum ersten Mal ein nicht destruktives morphometrisches Untersuchungsverfahren zur Verfügung. Der große Vorteil des µCT liegt in der Generierung dreidimensionaler Datensätze. Nicht nur die bildliche Darstellung, sondern auch Berechnungen mit hoher Genauigkeit sind auf der Basis von µCT-Daten möglich. Das System ist schnell, präzise und vollautomatisch. Durch das nicht destruktive Untersuchungsverfahren stehen die untersuchten Präparate für weitere mechanische Tests und sekundäre Messungen zur Verfügung. Mit dem µCT ist es sogar möglich, den primären Kontakt zwischen Implantat und Knochen genau in Prozenten auszurechnen.

Nachteilig sind die hohen Kosten und die große Strahlenbelastung, besonders von Augenlinse, Schilddrüse und Haut.

Daraus kann man schließen, dass die Präzision, die Schnelligkeit und die Tatsache, dass die Präparate bei der Messung nicht beschädigt werden, eher für die Anwendung der µCT bei der Messung der Knochen-Implantat-Kontakte sprechen. Allerdings muss man die enorme Strahlenbelastung und die hohen Kosten berücksichtigen.

Die kondensierenden Makrodesigns sind mit einer Erhöhung der periimplantären Knochendichte verbunden. Bei hartem Knochen sollte ein Gewindeschnitt angewendet werden, so dass Komplikationen (wie z.B. Kompressionen, Kieferfrakturen) vermieden werden.

Schlussfolgerung

Aus der vorliegenden Arbeit kann man Folgendes bestätigen:

1. Die primären Knochen-Implantat-Kontakte sind von der Implantatgeometrie abhängig.
2. Die Ergebnisse der histomorphometrischen Methoden sind heute mit den Ergebnissen der mikroradiolographischen Methoden vergleichbar.
3. Das progressive Gewinde scheint die beste primäre Stabilität zu haben. Sowohl histologisch als auch mikroradiologisch konnte dies bestätigt werden.

6. Literatur

1. Abrahamsson, I., Berglundh, T., Moon, I.S., Lindhe, I.: Peri-implant tissues at submerged and non-submerged titanium implants. *J Clin Periodontol* 1999; 26: 9: 600-607.
2. Adell, R., Lekholm, U., Brånemark, PI.: *Das chirurgische Vorgehen*. In.: Brånemark, PI., Zarb, G.A., Albrektsson, T.(eds).: *Gewebeintegrierter Zahnersatz. Osseointegration in klinischer Zahnheilkunde*. Quintessence 1985; 207-228.
3. Adell, R., Lekholm, U., Rockler, B., Brånemark, P.I. A 15 years study of osseointegrated implants in the Treatment of the edentulous jaw. *International Journal of Oral Surgery* 1981; 6; 387-399.
4. Adell, R., Eriksson, B., Lekholm, U., Brånemark, P.I., Jemt, T.: A Long-Term Followup Study of Osseointegrated Implants in the Treatment of Totally Edentulous Jaws. *Int J Oral Maxillofac Implants* 1990; 5: 347-359.
5. Adell, R., Lekholm, U., Brockler, B., Brånemark, P.-I., Lindhe, J., Eriksson, B., Sbordone, L.: Marginal tissue reactions at osseointegrated titanium fixtures. (I). A 3-year longitudinal prospective study. *Int J Oral Maxillofac Surg* 1986; 15: 39-52.
6. Albtektsson, T.: *Healing of bone grafts. In Vivo studies of tissue reactions at autografting of bone in the rabbit tibia 1979*. Ph D-thesis, Göteborg: Biomaterials Group, University of Göteborg.
7. Albrektsson, Jacobson: Bone metel interface in osseointegration. *The Journal of Prosthetic Dentistry* 1987; 5: 597-607.
8. Albrektsson, T., Lekholm, U.: Osseointegration: Current State of the Art. Fibrous or bony interface around oral implants? *Dental Clinical of North America* 1989; 33/4: 537-553.
9. Albrektsson, T.O., Johansson, C.B., Sennerby, L.: Biological aspects of implant dentistry: osseointegration. *Periodontology* 2000; 4; 58-73.
10. Albrektsson, T., Worthington, P., Eriksson, A.R., Zarb, G.: The Long-Term Efficacy of Currently Used Dentel Implants: A Review and Proposed Criteria of Success. *Int J Oral Maxillofac Implants* 1986; 1: 11-23.
11. Albrektsson, T., Brånemark, P.I., Hansson, H.A., Lindström, J.: Osseointegrated titanium implants. Repquirements for ensuring a long-lasting, direct bone anchorage in man. *Acta Orthopaedica Scandinavica* 1981; 52: 155-170.
12. Albrektsson, T., Brånemark,P.I., Hansson, H.A., Kasemo, B., Larsson, K. Lundsström,

I., Mc Queen, D., Skalak, R.: The interface Zone of inorganic implants in vivo: Titanium implants in bone. *Annals of Biomedical Engineering* 1983; 11: 1-27

13. Anitua, E.: Plasma Rich in Growth Factors: Preliminary Results of Use in the Preparation of Future Sites for Implants. *Int J Oral Maxillofac Implants* 1999;14: 529-535.

14. Anselme, K., Bigerelle, M., Noel, B., Dufrense, E., Judas, D.A., Harfdouin, P.: Qualitative and quantitative study of human osteoblast adhesion on materials with various surface roughnesses. *J Biomed Mater Res* 2000; 49: 155-166.

15. Bade, H., Günes, Y., Koebke, J.: Untersuchungen zur Primärstabilität von Dentalimplantaten. *Zahnärztl Implantol* 2000; 16.

16. Bähr, W.: *Die Auswirkungen des Gewindeverschnitts und der Schraubendimensionen auf die Stabilität der Osteosynthese im Mittelgesicht.* Habilitationsschrift, Universität Freiburg, 1992

17. Bähr, W.: Pre-tapped and self tapping screws in children's mandibles. A scanning electron microscopic study of the implant beds. *J Oral Maxillofac Surg* 1991;29: 330-332.

18. Baker, D., London, M.R., O'Neal, R.: Rate of pull-out strength gain of dual-etched titanium implants: a comparative study in rabbits. *Int J Oral Maxillofac Implants* 1999; 14: 722-728.

19. Balshi, T.J., Garver, D.G.: Osseointegration: The Efficacy of the Transitional Denture. *Int J Oral Maxillofac Implants*, 1986; 113-118.

20. Barbier, L., Schepers, E.: Adaptive Bone Remodelling Around Oral Implants under Axial and Nonaxial Loading Conditions in the Dog Mandible. *Int J Oral Maxillofac Implants*1997; 12: 215-223.

21. Bassi, F., Procchio, M., Fava, C., Schierano, G., Preti, G.: Bone density in human dentate and edentulous mandibles using computed tomography. *Clin Oral Impl Res* 1999;10: 356-361.

22. Behneke, N.: Klinische *Erfahrungen mit enossalen Implantaten im zahnlosen Unterkiefer. Ergebnisse einer Langzeitstudie über 12 Jahre*. Med Habil, Mainz 1995.

23. Behneke, N., Tetsch, P.: Diagnostik und Planung von Implantaten im zahnlosen Unterkiefer. *Z. Zahnärztl. Implantol.* 1985; I: 266.

24. Beniashvili, R., Heymann, C., Parsanejad, H.R., Nentwig, G.H.: Zahn-Implantat- und rein implantatgetragene Rekonstruktionen. Reaktionen am knöchernen Implantatlager. *Z Zahnärztl Implantol* 1999; 15: 87-91.

25. Block, M.S., Gardiner, D., Kent, J.N., Misiek, D.J., Finger, I.M., Guerra, L.: Hydroxyapatite-Coated Cylindrical Implants in the Posterior Mandible: 10 Year Observations. *Int J Oral Maxillofac Implants* 1996; 11: 626-633.
26. Boyan, B.D., Batzer, R., Kieswetter, K., Lui, Y., Cochran, D.L., Szmuckler-Moncler, S., Dean, D.D.: Titanium surface roughness alters responsiveness of MG63 osteoblast-like cells to 1alpha, 25-(OH)2D3. *J Biomed Mater Res* 1998; 39: 77-85.
27. Brånemark, P.I.: Osseointegration and its experimental background. *J of Prosthetic Dentistry* 1983; 50: 399-411.
28. Brånemark, P.I., Zarb, G.A., Albrektsson, T.: Gewebeintegrierter Zahnersatz. Osseointegration in klinischer Zahnheilkunde. Quintessence 1985; 10-76.
29. Brånemark, P.I., Adell, R., Albrektsson, T., Lekholm, U., Lindström, J., Rockler, B.: An experimental and clinical study of osseointegrated implants penetrating the nasal cavity and maxillary sinus. *J Oral Maxillofac Surg* 1984; 42: 497-505.
30. Brånemark, P.I., Breine, U., Johansson, B., Roylance, P.J., Röckert, H., Yoffey, J.M.: Regeneration of bone marrow. *Acta anat.*1964; 59/1-2: 1-64.
31. Brånemark, P.I., Hansson, B.O., Adell, R., Breine, U., Lindström, J., Hallen, O., Öhman, A.: Osseointegrated implants in the treatment of edentulous jaw. Experience from a 10-year period. *Scand J Plast Reconstr Surg* 1977; 11(Suppl) 16: 6-132.
32. Brunski, J.B.: *Forces on dental implants and interfacial stress transfer*. In: Laney, W.R., Tolman, D.E: (eds.): Tissue Integration in Oral, Orthopaedic and Maxillofacial Reconstruction. Quintessence, Chicago 1992.
33. Brunski, J.B.: Avoid Pietfalls overloading and micromotions of intraosseus implants (interview). *Dental Implantol Update* 1993; 4 (10): 77-81.
34. Brunski, J.B.: Biomechanical Factors Affecting the Bone-Dental Implant Interface. *Clinical Materials* 1992;10: 153-201.
35. Bryant, S.R., Zarb, G.A.: Osseointegration of Oral Implants in Older and Younger Adults. *Int J Oral Maxillofac Implants* 1998; 13: 492-499.
36. Büchter, A., Kleinheinz, J., Joos, U., Meyer, U. : Primäre Implantatstabilität bei unterschiedlichen Knochenaufbereitungstechniken: *Mund Kiefer GesichtsChir* 2003; 7: 351-355.
37. Büchter, A., Kleinheinz, H., Wiesmann, H.P., Seper, L., Joos, U., Meyer, U.: Tierexperimentelle Evaluation des periimplantären Knochens bei zylindrischen gegenüber konischen Implantattypen. *Mund Kiefer GesichtsChir* 2004; 8: 282-288.
38. Buser, D., Nydegger, Th., Hirt, H.P., Cochran, D.L., Nolte, L.P.: Removal Torque

Values of Titanium Implants in the Maxilla of Miniature Pigs. *Int J Oral Maxillofac Implants* 1998;13: 611-619.

39. Buser, D., Schenk, R.K., Steinemann, S., Fiorellini, J.P., Fox, C.H., Stich, H.: Influence of surface characteristics on bone integration of titanium implants. A histomorphometric study in miniature pigs. *J Biomed Mater Res* 1991; 25: 889-902.

40. Cahiapasco, M., Gatti, C., Rossi, E., Haefliger, W., Markwalder, Th.: Implant-retained mandibular overdentures wich imediate loading. *Clin Oral Impl* 1997; 8: 48-57.

41. Caplanis, N., Kann, J.Y.K., Lozada, J.L.: Osseointegration: Contemporary Concepts and Treatment. *CDA Journal* 1997; 12: 843-851.

42. Carlsson, L.: *On the development of a new Konzept for orthopaedic implant fixation.* Ph D-Thesis. Göteborg: Biomaterials/Handicap Research, Göteborg University. 1989.

43. Carlsson, L., Röstlund, T., Albrektsson, B., Albrektsson, T.: Removal Torques for Polished and Rough Titanium Implants. *The International Journal of Oral & Maxillofacial Implants* 1988; 3: 214.

44. Casino, A.J., Harrison, P., Tarnow, D.P., Morris, H.F., Ochi, S.: The Influence of Type of Incision on the Success Rate of Implant Integration at Stage II Uncovering Surgery. *J Oral Maxillofac Surg* 1997; 55: 31-37.

45. Castellani, R., de Ruijter, J.E., Renggli, H., Jansen, J.A.: Response of rat bone marrow cells to differently roughened titanium discs. *Clin Oral Impl Res* 1999;10: 369-378.

46. Cochran, D.L. : A Comparison of Endosseous Dental Implant Surfaces. *J Periodontol* 1999; 1523-1539.

47. Cochran, D.L., Schenk, R.K., Lussi, A., Higginbottom, F.L., Buser, D.: Bone response to unloaded and loaded titanium implants with a sandblasted and acid-etched surface: A histometric study in the canine mandible. *J Biomed Mater Res* 1998; 40: 1-11.

48. Cochran, D.L., Nummikoski, P.V., Higginbottom, F.L., Hermann, J.S., Makins, S.R., Buser, D.: Evaluation of an endosseous titanium implant with a sandblasted and acid-etched surface in the canine mandible: radiographic results. *Clin Oral Impl Res* 1996; 7: 240-252.

49. Cooper, L.F., Masuda, T., Whitson, S.W., Yliheikkilä, P.: Formation of Mineralizing Osteoblast Cultures on Machined, Titanium Oxide Grit-Blasted, and Plasma-Sprayed Titanium Surfaces. *Int J Oral Maxillofac Implants* 1999; 14: 37-47.

50. Corigliano, M., Quaranta, M., Scarano, A., Piatelli, A.: Bone reactions to early loaded plasma-sprayed Titanium implants. *J Dent Res* 1995; 74: Abstract 275

51. Davies, J.E.: In Vitro Modeling of the Bone-Implant Interface. *The Anatomical Record*

1996; 245: 426-445.
52. Davies, J.E.: Mechanisms of Endosseous Integration. *The International Journal of Prosthodontics* 1998; 11: 391-401.
53. Davies, J.E., Dziedzic, D.M.: Bone Growth in Metallic Bone Healing Chambers Faculty of Dentistry and Centre for Biomaterials at the University of Toronto (Toronto,Ontario,Canada) Presented at the *Fifth World Biomaterials Congress* 1996; 2: 124.
54. De Leonardis, D., Garg, A.K., Pecora, G.E.: Osseointegration of Rough Acid-Etched Titanium Implants: 5-Year Follow-up of 100 Minimatic Implants. *Int J Oral Maxillofac Implants* 1999; 4: 384-391.
55. De Leonardis, D., Garg, A.K., Pecora, G.E., Andreana, S.: Osseoitegration of rough acid-etched implants: One-year follow-up of placement of 100 minimatic implants. *Int J Oral Maxillofac Implants* 1997; 12: 65-73.
56. Deporter, D.A., Watson, P.A., Pilliar, R.M., Chipman, M.L., Valiquette, N.: A histological comparison in the dog of porous-coated vs threaded dental implants. *J Dent Res* 1990; 69: 1138-1145.
57. Dietrich, U., Wagner, W. : Zur Frage des Knochenabbaus bei IMZ Implantaten. *Z Zahnärztl Implantol* 1992; 8: 240-245.
58. Dietrich, U., Wellmann, O., Wagner, W.: Nachuntersuchungen von IMZ-Implantaten Typ I und Typ II. *Z Zahnärztl Implantol* 1991; VII: 221-224.
59. Dietrich, U., Lipphold, R., Dirmeier, Th. ,Behneke, N., Wagner, W.: Statistische Ergebnisse zur Implantatprognose am Beispiel von 2017 IMZ Implantaten unterschiedlicher Indikationen der letzten 13 Jahre. *Z Zahnärztl Implantol* 1993; 9: 9-18.
60. Donath, K., Kirsh, A.: Welche Bedeutung hat die primäre Stabilisation von Implantaten für die ossäre Integration während der Einheilphase? *Z Zahnärztl Implantol* 1986; 2: 11.
61. Donath, K., Laaß, M., Günzl, H.J.: *The histophatology of different foreign-body reactions in oral soft tissue and bone tissue.* Virchows 1992; 131-137.
62. Ekert, O., Wegener, J., Wagner, W.: Klinische Erfahrungen mit den ersten 325 Astra-Implantaten. *Z Zahnärztl Implantol* 1997; 13: 207-209.
63. Ericsson, I., Persson, L.P., Berglundh, T., Marinello, C.P., Klinge, B.: Different types of inflammatory reactions in periimplant soft tissues. *J Clin Periodontol* 1995; 12: 255-261.
64. Esposito, M., Hirsch, J.M., Lekholm, U., Thomsen, P. : Biological factors contributing to failures of osseointegrated oral implants. (I). Success criteria and epidemiology. Eur J

Oral Sci 1998; 106: 527-551.

65. Esposito, M., Hirsch, J.M., Lekholm, U., Thomsen, P.: Failure pattern of four osseointegrated oral implant systems. *J Mater Sci Mater Med* 1997; 8: 843-847.

66. Fallschlüssel, G.K.H.: *Die verschiedenen Implantat-Knochen-Übergangszonen bei enossalen Implantaten.* Die Quintessenz 1985; 10: 1813-1820.

67. Fallschüssel, G.K.H.: Das allergene Potential von Titan. *Z Zahnärztl Implantol* 1986; 2: 165-172.

68. Friberg, B.: Sterile operating conditions for the placement of intraoral implants. *J Maxillofac Surg* 1996; 54: 1334-1336.

69. Friberg, B., Nilsson, H., Olsson, M., Palmquist, C., MK-II: The self tapping Brånemark implant: 5-year result of a prospective center study. *Clin Oral Implants Res* 1997; 8: 279-285.

70. Frost, H.M.: Bone "mass" and the "mechanostat": a proposal. *Anat Rec.* 1987; 219(1): 1-9.

71. Gaggl, A., Schultes, G., Rainer, H., Kärcher, H.: Histologische und histomorphometrische Ergebnisse der Implantation dentaler Implantate bei Früh- und Spätimplantation. *Mund Kiefer GesichtsChir* 2000; 4: 278-284.

72. Garetto, L.P., Chen, J., Parr, J.A., Roberts, W.E.: Remodeling Dynamics of Bone supporting rigidly fixed titanium Implants: A Histomorphometric Comparison in four Species including Humans. *Implant Dent* 1995; 4: 235-243.

73. Genant, H.K., Gordon, C., Jiang, Y., Lang, T.F., Link, M.T., Majumdar, S.: Advanced Imaging of Bone Macro and Micro Structure. *Bone* 1999; 25:149-152.

74. Glauser, R., Meredith, N., : Diagnostische Möglichkeiten zur Evaluation der Implantatstabilität. *Implantologie* 2001; 9/2: 147-160.

75. Größner-Schreiber, B., Tuan, R.S.: Die Bedeutung der Oberfläche von Titanimplantaten im Osseointegrationsvorgang. *Dtsch Zahnärztl Z* 1991; 46: 691-693.

76. Grunder, U., Boitel, N., Imoberdorf, M., Meyenberg, K., Andreoni, C., Meier, T.: Evaluating the Clinical Performance of the Osseotite Implant: Defining Prosthetic Predictability. *Prosthetic Predictability* 1999; 7: 628-640.

77. Haas, R., Mendorff-Pouilly, N., Mailath, G., Bernhart, Th.: Five-year results of maxillary Intramobile Zylinder implants. *British J of Oral and Maxillofacial Surgery* 1998; 36: 123-128.

78. Hämmerle, C.H.F., Brägger, U., Schmid, B., Lang, N.P.: Successful Bone Formation at Immediate Transmucosal Implants: A Clinical Report. *Int J Oral Maxillofac Implants*

1998; 13: 522-530.
79. Hansson, S.: The implant neck: smooth or provided with retention elements. A biomechanical approach. *Clin Oral Implants Res* 1999; 10:394-405.
80. Hashimoto, M., Akagawa, Y, Nikai, H., Tsuru, H.: Single crystal sapphire endosseus implant loaded wich functional stress: Clinical and histological evaluation of periimplant tissues. *J Oral Rehab* 1988; 15: 65-76.
81. Heidemann, S., Terheyden, H., Gerlach, K. L.: In vivo Untersuchungen zum Schrauben-Knochen-Kontakt von Drill-Free-Schrauben und herkömmlichen selbstschneidenden Schrauben. *Mund-, Kiefer- und Gesichtschirurgie* 2001; 5: 17-21.
82. Hopp, M., Jepp, R., Lange, K.-P.: Vergleichsanalyse der Passgenauigkeit von Implantaten und Sekundärteilen verschiedener Systeme. Vortrag Herbsttagung DGI 25.-27.11.99, in *Z Zahnärzl Implantol* 2000; 16: 51.
83. Huré, G., Donath, K., Lesourd, M., Chappard, D., Basle, M.F.: Does Titanium Surface Treatment Influence the Bone-Implant Interface? SEM and Histomorphometry in a 6-Month Sheep Study. *Int J Oral Maxillofac Implants* 1996;11: 506-511.
84. Jacobsson, M., Albreksson, T.: Resultate des Brånemark-Implantats. *Z Zahnärztl Implantol* 1988; IV:165-166.
85. Jahn, M., d´Hoedt, B.: Zur Definition des Erfolges bei dentalen Implantaten. Ein Vergleich verschiedener Kriterien. *Z Zahnärztl Implantol* 1992; 8: 221-226.
86. Joos, U., Vollmer, D., Kleinheinz, J.: Einfluss der Implantatgeometrie auf die Strainverteilung im periimplantären Knochen. *Mund Kiefer GesichtsChir* 2000; 4: 143-147.
87. Joos, U., Wiesmann, H.P., Szuwart, T., Meyer, U.: Mineralization at the interface of implants. *Int J Oral Maxillofac Surg.* 2006; 10.
88. Kaeppler, G., Axmann-Krcmar, D., Gomez-Román, G., Schulte, W.: Die Genauigkeit verschiedener Panoramaschichtaufnahmeverfahren und transversaler Schichtaufnahmen. *Z Zahnärztl Implantol* 1995; 11: 209-220.
89. Kayacan, R., Ballarini, R., Mullen, R.L.: Theoretical study of the effects of tooth and implant mobility differences on occlusal force transmission in tooth/ implant-supported partial prostheses. *J Prosthet Dent* 1997; 78: 391.
90. Kerschbaum, T., Haastert, B.:Statistische Verweildaueranalysen in der Implantologie. *Implantologie* 1995; 2: 101-111.
91. Klaus, R.E., Romanos, G.E., Egerer, C., Nentwig, G.H.: Die Versorgung von Freiendsituationen mit Rekonstruktionen auf der Basis des Ankylos-Systems. Z

Zahnärztl Implantol 1997; 13: 183-186.

92. Klokkevold, P.R., Nishimura, M.A., Caputo, A.: Osseointegration enhanced by chemical etching of the titanium surface. *Clin Oral Impl Res* 1997; 442-447.

93. Kraut, R.A.: Clean operating conditions for the placement of intraoral implants. *J. Oral Maxillofac Surg* 1996; 54: 1337-1338.

94. Kröll, K.:Nachuntersuchung von ITI-Implantaten in einer zahnärztlichen Praxis. *Z Zahnärztl Implantol* 1998; 14: 112-116.

95. Lambert, P.M., Morris, H.F., Ochi, S.: Positive Effect of Surgical Experience with Implants on Second-Stage Implant Survival. *J Oral Maxillofac Surg* 1997; 55/5: 12-18.

96. Lane, M.J., Werntz, J.R.: *Biology of fracture healing.* Churchill Livingstone New York 1987; 49-59.

97. Lanyon, L.E., Goodship, A.E., Pye, C.J., MacFie, J.H.: Mechanically adaptive bone remodelling. *J Biomech.* 1982; 15(3): 141-54.

98. Lazzara, R.J., Testori, T., Trisi, P., Porter, St.S., Weinstein, R.L.: A Human Histologic Analysis of Osseotite and Machined Surfaces Using Implants with 2 Opposing Surfaces. *Int J Periodontics & Restorative Dentistry* 1999; 19:117-129.

99. Ledermann, D.: ITI-Hohlzylinder nach 9 Jahren klinischer Erfahrung. *Z Zahnärztl Implantol* 1989; V: 43.

100. Lekholm, U.: *The Brånemark implant technique. A standardized procedure under continuous development.* In: Laney, WR., Tolmann, DE.(eds). *Tissue Integration in Oral, Orthopedic & Maxillofacial Reconstruction.* Chicago: Quintessence 1992; 194-199.

101. Lekholm, U., Zarb, GA.: Patientenselektion und Aufklärung der Patienten; in Brånemark, P.-I., Zarb, G.A., Albrektsson, T.(Hrsg.): *Gewebeintegrierter Zahnersatz. Osseointegration in klinischer Zahnheilkunde.* Quintessence pp.:195-205.

102. Li, D.H., Liu, B.L., Zou, J.C., Xu, K.W.: Improvement of Osseointegration of Titanium Dental Implants by a Modified Sandblasting Surface Treatment: An in Vivo Interfacial Biomechanics Study. *Implant Dent* 1999; 8: 289-294.

103. Lindquist, LW., Carlsson, G.E., Jemt, T.: A prospective 15-year follow-up study of mandibular fixed prostheses supported by osseointegrated implants. Clinical results and marginal bone loss. *Clin Oral Implants Res* 1996; 7: 329-336.

104. Loos, G.L., McDonald, A.: Factors to consider while treatment planning dental Implants in the Partially edentulous Patient. *CDA.Journal* 1997; 25/12:852-859.

105. Martin, J.Y., Schwartz, Z., Hummert, T.W., Schraub, D.M., Simpson, J., Lankford, J.,

Dean, D.D., Cochran, D.L., Boyan, B.D.: Effect of titanium surface roughness on proliferation, diffeentiation, and protein synthesis of human osteoblast-like cells (MG63). *J Biomed Mater* 1995; 29: 389-401.

106. Marx, R.E., Garg, A.K.: Bone Structure, Metabolism, and Physiology: Its Impact on Dental Implantology.*Implant Dent* 1998;7:267-276.

107. Masuda, T., Yliheikkilä, P.K., Felton, D.A., Cooper, L.F.: Generalizations Regarding the Process and Phenomenon of Osseointegration. Part I in Vivo Studies. *Int J Oral Maxillofac Implants* 1998; 13: 17-29.

108. McKee, M.D., Nanci, A.: Ultrastructural,Cytochemical and Immunocytochemical Studies on Bone and ist Interfaces. *Cells and Materials* 1993; 3: 219-243.

109. Meffert, R.M.: Do implant surfaces make a difference? Current Opinion in *Periodontology* 1997; 4: 104-108.

110. Meissner, T., Becker, J., Nitschke, I.:Ergebnisse mit dem Ha-Ti-Implantat. *Z Zahnärztl Implantol* 1994; 10: 186-190.

111. Meyer, U., Wiesmann, H.P, Fillies, T., Joos, U.: Early tissue reaction at the interface of immediately loaded dental implants. *Int J Oral Maxillofac Implants.* 2003; 18(4): 489-99.

112. Meyer, U., Vollmer, D., Runte, C., Bourauel, C., Joos, U.: Bone loading pattern around implants in average and atrophic edentulous maxillae: a finiteelement analysis. *J Maxillofac. Surg.* 2001; 29: 100-105.

113. Meyer, U., Wiesmann, H.P., Kruse-Losler, B., Handschel, J., Stratmann, U., Joos U.: Strain-related bone remodeling in distraction osteogenesis of the mandible. *Plast Reconstr Surg.* 1999; 103: 800-7.

114. Misch, C.E.: Divisions of available bone in implant dentistry. Int J Oral Implantol. 1990; 7 (1): 9-17.

115. Misch, C.E.: Density of Bone: Effect on Treatment Plans, Surgical Approach, Healing, and Progressive Bone Loading. *Int J Oral Implant* 1990; 6/2.

116. Misch, C.E., Qu, Z., Bidez, M.W.: Mechanical Properties of Trabecular Bone in the Human Mandible: Implications for Dental Implant Treatment Planning and Surgical Placement. *J Oral Maxillofac Surg* 1999; 57: 700-706.

117. Misch, C.E., Dietsh-Misch, F., Hoar, J., Becker, G., Hazen, R., Misch, C.M.: A Bone Quality-Based Implant System: First Year of Prosthetic Loading. J Oral Implantol 25:3(1999), 185-197

118. Möbes, O., Becker, J., Pawelzik, J., Jacobs, K.: Anwendungsmöglichkeiten der Digitalen

Volumen-Tomographie in der implantologischen Diagnostik. *Z Zahnärztl Implantol* 1999; 15: 229-233.

119. Moegelin, A., Welzel, K., Grünert, B., Becker, J.:Bedeutung der Knochendichtemessung für die präimplantologische Diagnostik im Unterkiefer. *Z Zahnärztl Implantol* 1993; IX: 281-283.

120. Morris, H.F., Manz, M.C., Tarolli, J.H.: Success of Multiple Endosseous Dental Implant Designs to Second-Stage Surgery Across Study Sites. *J Oral Maxillowfac Surg* 1997; 55/5: 76-82.

121. Moser, W., Nentwig, G.H.: Finite-Element-Studien zur Optimierung von Implantatgewindeformen. *Z Zahnärztl Impantol*, 1989; V: 29-32.

122. Müftü, S., Bozkaya, D.: Mechanics of the taper integrated screwed-in (TIS) abutments used in dental implants. *Journal of Biomechanics* 2005; 87-97.

123. Mühlemann, H.R.: Zur Mikrostruktur der Implantatoberflächen. *Schweiz. Mschr. Zahnheilk.* 1975; 85: 97/3.

124. Nentwig, G.H., Moser, W.: Untersuchungen zur periimplantären Knochensituation bei Brückenversorgungen im Seitenzahngebiet mit dem NM-Implantat. *Z Zahnärztl Implantol* 1991;VII: 100-103.

125. Nentwig, G.H., Moser, W., Mairgünther, R.: Das Ankylos-Implantatsystem-Konzept, Klinik, Ergebnisse. *Implantologie* 1993; 3: 225-237.

126. Nentwig, G.H., Moser, W., Knefel, T., Ficker, E.: Dreidimensionale spannungsoptische Untersuchungen der NM- Implantatgewindeform im Vergleich mit herkömmlichen Implantatgewinden. *Z zahnärztl Implantol* 1992; 8: 130-135.

127. Nishimura, R.D., Beumer, J., Perri, G.R., Davodi, A.: Implants In The Partially Edentulous Patient: Restorative Considerations. *CDA Journal* 1997; 25:12: 866-871.

128. Norton, M.R.: An in vitro evaluation of the strength of an international conical interface compared to a butt joint interface in implant design. *Clin Oral Implants Res* 1998; 8: 290-298.

129. Ong, J.L., Prince, C.W., Lukas, L.C.: Cellular Response to well-characterized calcium phosphate coatings and titanium surface in vitro. *J Biomed Mater Res* 1995; 29: 165-172.

130. Osborn, J.F., Weiss, T.H.: Hydroxylapatitkeramik- ein knochenähnlicher Biowerkstoff. *Schweiz. Mschr. Zahnheilk.* 1978; 88; 1166-1172.

131. Piattelli, A., Scarano, A., Paolantonio, M.: Clinical and histologic features of a nonaxial load on the osseointegration of a posterior mandibular implant: report of a case. *Int J*

Oral Maxillofac Implants 1998; 13: 273.

132. Piattelli, A., Corigliano, M., Scarano, A., Quaranta, M.: Knochenreaktionen auf frühzeitiges Belasten von zweizeitig eingebrachten plasmabeschichteten Titanimplantaten: Pilotstudie am Affen. *Internationales Journal für Parodontologie und Restaurative Zahnheilkunde* 1997; 17: 155-161.

133. Piattelli, A., Paoloantonio, M., Corigliano, M., Scarano, A.: Immediate loading of titanium plasma-sprayed screw-shaped implants in man: A clinical and histological report of 2 cases. *J Periodontol* 1997; 68: 591-597.

134. Piattelli, A., Manzon, L., Scarano, A., Paolantonio, M., Piattelli, M.: Histologic and Histomorphometric Analysis of the Bone Response to Machined and Sandblasted Titanium Implants: An Experimental Study in Rabbits. *Int J Oral Maxillofac Implants* 1998;13: 805-810.

135. Piattelli, A., Ruggieri, A., Franchi, M., Romasco, N., Trisi, P.: A histologic and histomorphometric study of bone reactions to unloaded and loaded non-submerged single implants in monkeys: a pilot study. *J Oral Implantol* 1993; 19: 314-320.

136. Piattelli, A., Corigliano, M., Scarano, A., Costigliola, G., Paolantonio, M.: Immediate loading of titanium plasma-sprayed implants: a histologic analysis in monkeys. *J Periodontol* 1998; 69: 321-327

137. Piliero, S.J., Schnitman, P., Pentel, L., Cranin, A.N., Dennison, T.A.: Histopathology of oral endosteal metallic implants in dogs. J Dent Res 1973; 52: 1117-1127.

138. Qu, J., Cheroudi, B., Brunette, D.M.: The use of micromachined surface to investigate the cell behavioural factors essential to osseointegration. *Oral Diseases* 1996; 2: 102-115

139. Quirynen, M., Naert, I., van Steenberghe, D.: Fixture design and overload influence marginal bone loss and fixture success in the Branemark system. *Clin Oral Impl Res* 1992; Sep; 3: 104-11.

140. Richter, E.J., Jansen, V.K., Spiekermann, H., Jovanovic, S.A.: Langzeitergebnisse von IMZ- und TPS-Implantaten im interforaminalen Bereich des zahnlosen Unterkiefers. Dtsch. Zahnärztl. Z 1992; 47: 449-454.

141. Richter, E.J., Wyndorps, P., Lambert, S., Klöppel, H.: Quantitative Messung der Verankerungsfestigkeit von Zähnen und Implantaten. *Dtsch. Zahnärztl. Z.* 1995; 50: 204-209.

142. Roberts, W.E.: Bone tissue interface. *Int J Oral Implantol*. 1988; 5: 71-74.

143. Romanos, G.E.: *Sofortbelastung von enossalen Implantaten im Seitenzahnbereich des*

Unterkiefers. Tierexperimentelle und klinische Studien. Quintessenz Verlag 2005; 53-57.
144. Romanos, G.E., Nentwig, G.H.: Singe Molar Replacement with a Progressive Thread Design Implant System: A Retrospective Clinical Report. *The International Journal of Oral & Maxillofacial Implants* 2000; 15: 331-344.
145. Romanos, G.E., Toh, C.G., Siar, C.H., Swaminathan, D., Ong, A.H., Donath, K., Yacoob, H., Nentwig, G.H.: Periimplant bone reactions to immediately loaded implants. An experimental study in monkeys. *J Periodontol* 2001;72: 506-511.
146. Romanos, G.E., Toh, C.G., Siar, C.H., Swaminathan, D., Ong, A.H.: Histological and histomorphometrical implant bone subjected to immediate loading. An experimental study with Macaca fascicularis *Int J Oral Maxillofac Implants* 2002; 17: 44-51.
147. Romanos, G.E., Toh, C.G., Siar, C.H, Wicht, H., Yacoob, H., Nentwig, G.H.: Bone-implant interface around implants under different loading conditions. A histomorphometrical analysis in Macaca fascicularis monkey *J Periodontol* 2003; 74: 1483-1490.
148. Roynesdal, A.K., Ambjornsen, E., Stovne, S., Haanaes, H.R.: A Comparative Clinical Study of Three Different Endosseous Implants in Edentulous Mandibles. *The Int J of Oral and Maxillofacial Impl* 1998; 13: 500-505.
149. Rüegsegger, P., Koller, B., Müller, R.: A Microtomographic System for the Nondestructive Evaluation of Bone Architecture. Calcif Tissue Int (1996) 58: 24-29.
150. Runte, Ch.: Rechtwinkel- und Paralleltechnik für axiale Röntgenaufnahmen bei der Implantatplanung für zahnlose Unterkiefer. *Z Zahnärztl Implantol* 1997; 13: 123-127.
151. Rüter, A.: Frakturen.in : *Praxis der Orthopädie.* Georg Thieme Verlag 1992; 238-255.
152. Salama, H., Rose, L.F., Salama, M., Betts, N.J.: Immediate loading of bilaterally splinted titanium root-form implants in fixed prosthodontics, a technique reexamined: two case reports. *Int J of Periodontics & Restorative Dentistry* 1995; 15: 345-361.
153. Scharf, D.R., Tarnow, D.P.: Success rates of osseointegration for implants placed under sterile versus clean conditions. *J Periodontol* 1993; 64: 954-956.
154. Scharf, D.R., Tarnow, D.P.: The effect of crestal versus mucobucal incisions on the success rate of implant integration . *Int J Oral Maxillofac Implants* 1993; 8: 187-190.
155. Schenk, R.K.: *Cytodynamics and Histodynamics of Primary Bone Repair,in Fracture Healing.* J.M.Lane(ed).Churchill-Livingstone New York 1987; 23-32.
156. Schenk, R.K., Buser, D.: Osseointegration: a reality. *Periodontology 2000* 1998; 17: 22-35.
157. Schenk, R.K., Buser, D., Hardwick, W.R., Dahlin, C.: Healing pattern of bone

regeneration in membrane-protected defects: a histologic study in the canine mandible. *Int J Oral Maxillofac Implants* 1994; 9:13-29.

158. Schliephake, H., Reiss, J., Urban, R., Neukamm, F.W., Günay, H.: Freisetzung von Titan aus Schraubenimplantaten. *Z Zahnärztl Implantol* 1991; VII: 6-10.

159. Schmidt, K.: Knochenbildung durch osteoproduktives Biomaterial. Sonderdruck *Zahnärzteblatt Baden-Württemberg* 1999; 4.

160. Schmitt, W., Lehmann, Th.: Digitale Radiographie und digitale Bildverarbeitung in der implantologischen Diagnostik. *Z Zahnärztl Implantol* 1993; 10: 284-287.

161. Schnitman, P.A., Wöhrle, P.S., Rubenstein, J.E.: Immediate fixed interim protheses supported by two-stage threaded implants: Methodology and results. *The Journal of Oral Implantology* 1990; 16: 96-105.

162. Schulte, W., d`Hoedt, B.: 13 Jahre Tübinger Implantat aus Frialit. Weitere Ergebnisse. *Z Zahnärztl Implantol* 1988; IV: 167-173.

163. Schulte, W., d`Hoedt, B., Axmann, D., Gomez, G.: 15 Jahre Tübinger Implantat und seine Weiterentwicklung zum Frialit-2-System. *Z Zahnärztl Implantol* 1992; VIII: 77-96.

164. Schwartz, Z., Kieswetter, K., Dean, D.D., Boyan, B.D.: Underlying mechanisms at the bone.surface interface during regeneration. *J Periodontol Res* 1997 ;36: 166-171.

165. Schwartz, Z., Martin, J.Y., Dean, D.D., Simpson, J., Cochran, D.L., Boyan, B.D.: Effect of titanium surface roughness on chondrocyte proliferation, matrix production, and differentiation depends on the state of cell maturation. *J Biomed Mater Res* 1996; 30: 145-155.

166. Sclaroff, A.: Immediate mandibular reconstruction and placement of dental implants at the time of ablative surgery. *Oral Surg Oral Medicine Oral Pathology* 1994; 78: 711-717.

167. Spiekermann, H., Jansen, V.K., Richter, E.J.: A 0-years follow-up of IMZ and TPS implants in tue edentulous mandible using barretained overdentures. *Int. J. Maxillofac Implants* 1995; 10: 231-234.

168. Steflik, D.E., Corpe, R.S., Lake, F.T., Young, R.T., Sisk, L.A., Parr, G.R., Hanes, P.J., Berkery, D.J.:Ultrastructural analyses of the attachment (bonding) zone between bone and implanted biomaterials. J Biomed Mater Res 1998; 39: 611-620.

169. Sullivan, D.J., Sherwood, R.L., May, T.N.: Preliminary results of a multicenter study evaluating a chemically enhanced surface for machined comercially pure titanium implants. *J Prosthet Dent* 1997; 78: 379-86.

170. O'Sullivan, D.J., Sennerby, L., Meredith, N.: Influence of implant taper on the primary and secondary stability. Clinical implant Dentistry and Related Research 2004, 15; 474-480.

171. O'Sullivan, D.J., Sennerby, L., Jagger, D.C., Meredith, N.: A comparison of two methods of enhancing implant primary stability. Clinical implant Dentistry and Related Research 2004, 6; 48-57.

172. Tetsch, P.: *Enossale Implantation in der Zahnheilkunde*. Hanser Verlag 1991.

173. Tetsch, P., Tetsch, J.: *Fortschritte der zahnärztlichen Implantologie*: ein Atlas. Carl Hanser Verlag München 1996.

174. Trisi, P., Rao, W.: Bone classification: clinical-histomorphometric comparison. *Clin Oral Impl Res* 1999; 10: 1-7.

175. Trisi, P., Rao, W., Rebaudi, A.: A Histometric Comparison of Smooth and Rough Titanium Implants in Human Low-Density Jawbone. *Int J Oral Maxillofac Implants* 1999; 14: 689-698.

176. Truhlar, R.S., Orenstein, I.H., Morris, H.F., Ochi, S.: Distribution of Bone Quality in Patients Receiving Endosseous Dental Implants. *J Oral Maxillofac Surg* 1997; 55: 38-45.

177. Vollmer, D., Meyer, U., Joos, U., Vegh, A., Piffko, J.: Experimental and finite element study of a human mandible. *J Craniomaxillofac Surg*. 2000; 28: 91-6.

178. Wagner, W: *Operatives Vorgehen in der Implantologie*. Praxis der Zahnheilkunde Band 1996; 13: 119-173.

179. Wagner, W., Tetsch, P.: Materialentwicklung als Teilaspekt der Implantatprognose. *Z. Zahnärztl. Implantol.* 1984; I: 13-24.

180. Wahl, G.: Nuklearmedizinische Untersuchungen zur Implantateinheilung. *Dtsch Zahnärztl Z* 1986; 41: 993-995.

181. Wennerberg, A.: On surface roughness and implant incorporation 1996. Ph D-thesis. Göteborg: Biomaterials/Handicap Research, Göteborg University.

182. Wennerberg, A., Albrektsson, T., Lausmaa, J.: Torque and histomorphogenetic evaluation of c.p.titanium screws blasted with 25-and 75µm-sized particles of Al2O3. *Journal of Biomedical Materials Research* 1996; 30: 251-260.

183. Wennerberg, A., Hallgren, C., Johansson, C., Danelli, S.: A histomorphometric evaluation of screw-shaped implants each prepared with two surface roughness. *Clin Oral Impl Res* 1998; 9: 11-19.

184. Wennerberg, A., Ektessabi, A., Albrektsson, T., Johansson, C., Andersson, B.: A 1-Year

Follow-up of Implants of Differing Surface Roughness Placed in Rabbit Bone. *Int J Oral Maxillofac Implants* 1997; 12: 486-494.

185. Weryha, G., Leclere, J.: Paracrine Regulation of Bone Remodeling. *Horm Res* 1995; 43: 69-75.

186. Wilke, H.J., Claes, L., Steinemann, S.: The influence of various titanium surfaces on the interface shear strength between implants and bone. *Advances in Biomaterials* 1990; 9: 309-314.

187. Wong, M., Eulenberger, J., Schenk, R., Hunziker, E.: Effect of surface topology on the osseointegration of implant materials in trabecular bone. *J Biomed Mater Res* 1995; 29: 1567-1575.

188. *zhk plus-Team*. 15. Juli 2005.

7. Zusammenfassung

Die Primärstabilität von dentalen Implantaten ist von großer Bedeutung für eine erfolgreiche Osseointegration. Ziel dieser Studie war es, die Knochen-Implantat-Kontakte (KIK%) von verschiedenen Implantatsystemen mit unterschiedlichen Gewindegeometrien mit dem umgebenden kortikalen und spongiösen Knochen zu evaluieren. Dafür wurden die Konstruktionsprinzipien der Implantate und die verschiedenen Implantatformen beschrieben. Ebenfalls wurde auf die unterschiedlichen Knochenqualitäten des Implantatbettes und deren Einfluss auf die Stabilitäts- und Rotationssicherung eingegangen. Es wurden 6 Implantatsysteme (Ankylos, Frialit-2, Xive, Replace Select, Straumann und Astra) in Rippenknochen von frisch geschlachteten Rindern inseriert. Man verwendete insgesamt 10 verschiedene Rippen von unterschiedlichen Tieren, welche jeweils mit einem der oben erwähnten Implantatsysteme bestückt waren. Von jedem Implantatsystem wurden 10 Implantate inseriert. Das chirurgische Procedere wurde von erfahrenen Klinikern für das jeweilige Implantatsystem durchgeführt. Unmittelbar nach der Insertion der Implantate wurde die Hälfte der Proben in einer µCT untersucht, die andere Hälfte wurde histomorphometrisch analysiert.

Man kam zu dem Schluss, dass das progressive und kondensierende Gewinde eine signifikant höhere Primärstabilität aufweist als die anderen Gewindegeometrien. Die Ergebnisse dieser Untersuchung bestätigen die Rolle der Gewindegeometrie für die Sofortversorgung.

8. Summary

The primary stability of oral implants is an important criterion for a successful osseointegration. The aim of this study was to find out the BIC% of surrounding trabecular and cortical bone in different implant systems with various thread designs immediately after their insertion. 6 implantsystems (Ankylos, Frialit-2, Xive, Replace Select, Straumann, Astra) were inserted in rip bone of freshly slaughtered cows. The implants were placed using the exact surgical protocol suggested by the manufacturer. Immediately after surgery, specimens including the implants with the surrounded bone were examined radiological using a commercially available desktop MicroCT. Additional specimens were examined histologically and histomorphometrically using a grinding technique.

Based on these data only the primary BIC% of the tested implant systems seems to be dependent on the thread design. We concluded that the special progressive and condensation macrodesigns present significantly higher primary stability than other implant thread geometries. The results of this study confirm the role of the thread geometry for the immediate function of dental implants.

9. Appendix

T-Test

Statistik bei einer Stichprobe

	N	Mittelwert	Standardabweichung	Standardfehler des Mittelwertes
Dead-Counts	92	26375097,83	27148602,241	2830437,444
Viable Counts	92	130572173,91	60831873,673	6342161,247

Test bei einer Sichprobe

	Testwert = 0					
	T	df	Sig. (2-seitig)	Mittlere Differenz	95% Konfidenzintervall der Differenz	
					Untere	Obere
Dead-Counts	9,318	91	,000	26375097,826	20752781,55	31997414,10
Viable Counts	20,588	91	,000	130572173,913	117974249,70	143170098,12

Univariate Statistiken

KIK, Total			Statistik	Standard fehler
Ankylos	Mittelwert		64,800	3,0104
	95% Konfidenzintervall des Mittelwerts	Untergrenze	57,990	
		Obergrenze	71,610	
	5% getrimmtes Mittel		65,556	
	Median		67,750	
	Varianz		90,622	
	Standardabweichung		9,5196	
	Minimum		42,0	
	Maximum		74,0	
Frialit-2	Mittelwert		56,05	1,995
	95% Konfidenzintervall des Mittelwerts	Untergrenze	51,54	
		Obergrenze	60,56	
	5% getrimmtes Mittel		56,58	
	Median		57,25	
	Varianz		39,803	
	Standardabweichung		6,309	
	Minimum		40	
	Maximum		63	
Xive	Mittelwert		58,250	2,3431
	95% Konfidenzintervall des Mittelwerts	Untergrenze	52,949	
		Obergrenze	63,551	
	5% getrimmtes Mittel		58,167	
	Median		58,750	
	Varianz		54,903	
	Standardabweichung		7,4096	
	Minimum		47,5	
	Maximum		70,5	
Replace Select	Mittelwert		49,15	3,515
	95% Konfidenzintervall des Mittelwerts	Untergrenze	41,20	
		Obergrenze	57,10	
	5% getrimmtes Mittel		49,86	
	Median		53,00	
	Varianz		123,558	
	Standardabweichung		11,116	
	Minimum		25	
	Maximum		61	
Straumann	Mittelwert		51,150	2,8068
	95% Konfidenzintervall des Mittelwerts	Untergrenze	44,801	
		Obergrenze	57,499	
	5% getrimmtes Mittel		50,944	

Evaluation der Primärstabilität 83

Astra	Median	51,750	
	Varianz	78,781	
	Standardabweichung	8,8758	
	Minimum	39,0	
	Maximum	67,0	
	Mittelwert	52,150	1,8989
	95% Konfidenzintervall Untergrenze	47,854	
	des Mittelwerts Obergrenze	56,446	
	5% getrimmtes Mittel	52,250	
	Median	52,500	
	Varianz	36,058	
	Standardabweichung	6,0049	
	Minimum	40,5	
	Maximum	62,0	

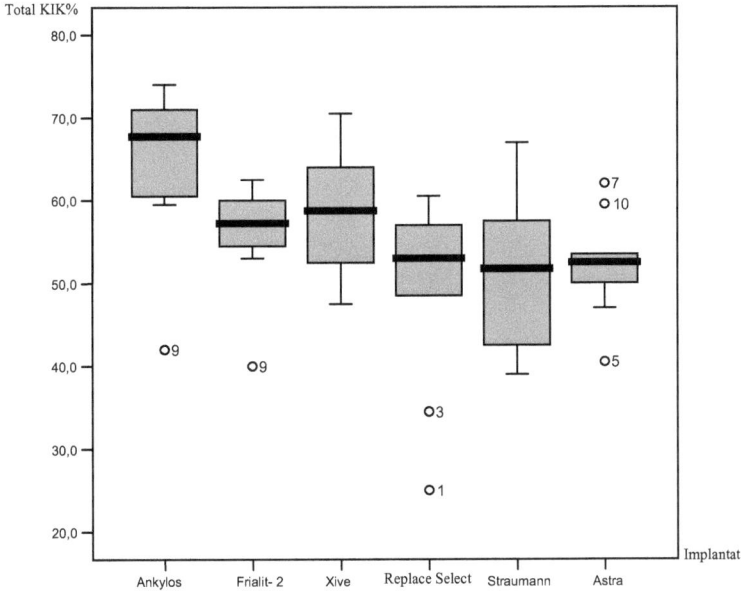

Box-Plot-Diagramm der gesamten KIK der einzelnen Implantatsysteme.

Univariate Statistiken

KIK, Kortikal		Statistik	Standard fehler
Ankylos	Mittelwert	92,50	4,067
	95% Konfidenzintervall des Mittelwerts Untergrenze	83,30	
	Obergrenze	101,70	
	5% getrimmtes Mittel	94,00	
	Median	97,00	
	Varianz	165,389	
	Standardabweichung	12,860	
	Minimum	58	
	Maximum	100	
Frialit-2	Mittelwert	93,20	2,274
	95% Konfidenzintervall des Mittelwerts Untergrenze	88,05	
	Obergrenze	98,35	
	5% getrimmtes Mittel	93,61	
	Median	95,00	
	Varianz	51,733	
	Standardabweichung	7,193	
	Minimum	79	
	Maximum	100	
Xive	Mittelwert	87,90	3,053
	95% Konfidenzintervall des Mittelwerts Untergrenze	80,99	
	Obergrenze	94,81	
	5% getrimmtes Mittel	88,22	
	Median	87,50	
	Varianz	93,211	
	Standardabweichung	9,655	
	Minimum	70	
	Maximum	100	
Replace Select	Mittelwert	72,70	6,370
	95% Konfidenzintervall des Mittelwerts Untergrenze	58,29	
	Obergrenze	87,11	
	5% getrimmtes Mittel	74,00	
	Median	82,00	
	Varianz	405,789	
	Standardabweichung	20,144	
	Minimum	31	
	Maximum	91	
Straumann	Mittelwert	79,80	5,347
	95% Konfidenzintervall des Mittelwerts Untergrenze	67,70	
	Obergrenze	91,90	

Evaluation der Primärstabilität

Astra	5% getrimmtes Mittel		80,06	
	Median		83,00	
	Varianz		285,956	
	Standardabweichung		16,910	
	Minimum		55	
	Maximum		100	
	Mittelwert		82,30	2,753
	95% Konfidenzintervall des Mittelwerts	Untergrenze	76,07	
		Obergrenze	88,53	
	5% getrimmtes Mittel		82,78	
	Median		85,50	
	Varianz		75,789	
	Standardabweichung		8,706	
	Minimum		64	
	Maximum		92	

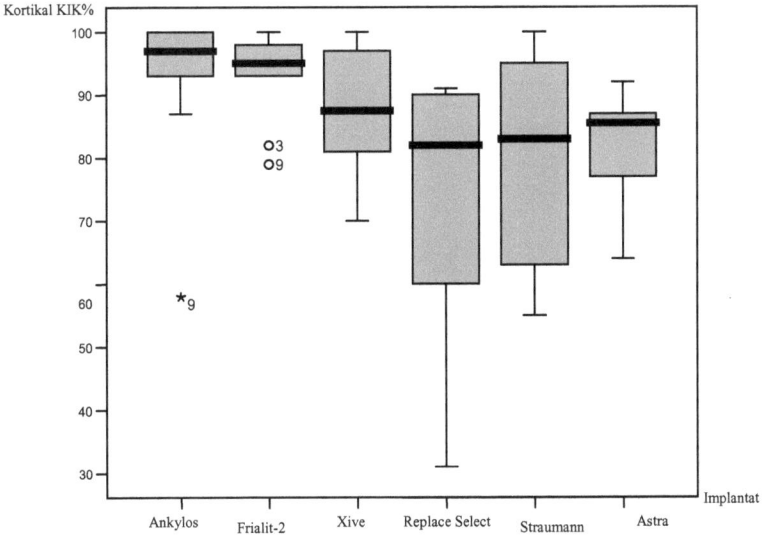

Box-Plot-Diagramm der KIK im kortikalen Knochen der einzelnen Implantatsysteme. Im kortikalen Bereich wiesen die Ankylos-Implantate, leicht über den Werten der Frialit-Gruppe, die meisten KIK auf.

Univariate Statistiken

KIK, Spongiosa			Statistik	Standard fehler
Ankylos	Mittelwert		37,10	4,138
	95% Konfidenzintervall des Mittelwerts	Untergrenze	27,74	
		Obergrenze	46,46	
	5% getrimmtes Mittel		37,17	
	Median		35,50	
	Varianz		171,211	
	Standardabweichung		13,085	
	Minimum		19	
	Maximum		54	
Frialit-2	Mittelwert		18,90	2,726
	95% Konfidenzintervall des Mittelwerts	Untergrenze	12,73	
		Obergrenze	25,07	
	5% getrimmtes Mittel		19,39	
	Median		22,50	
	Varianz		74,322	
	Standardabweichung		8,621	
	Minimum		1	
	Maximum		28	
Xive	Mittelwert		28,60	2,570
	95% Konfidenzintervall des Mittelwerts	Untergrenze	22,79	
		Obergrenze	34,41	
	5% getrimmtes Mittel		28,72	
	Median		27,50	
	Varianz		66,044	
	Standardabweichung		8,127	
	Minimum		14	
	Maximum		41	
Replace Select	Mittelwert		25,60	2,391
	95% Konfidenzintervall des Mittelwerts	Untergrenze	20,19	
		Obergrenze	31,01	
	5% getrimmtes Mittel		25,44	
	Median		24,00	
	Varianz		57,156	
	Standardabweichung		7,560	
	Minimum		16	
	Maximum		38	
Straumann	Mittelwert		22,50	1,500
	95% Konfidenzintervall des Mittelwerts	Untergrenze	19,11	
		Obergrenze	25,89	
	5% getrimmtes Mittel		22,17	

Evaluation der Primärstabilität

Astra	Median		21,50	
	Varianz		22,500	
	Standardabweichung		4,743	
	Minimum		17	
	Maximum		34	
	Mittelwert		22,00	1,909
	95% Konfidenzintervall des Mittelwerts	Untergrenze	17,68	
		Obergrenze	26,32	
	5% getrimmtes Mittel		21,72	
	Median		20,00	
	Varianz		36,444	
	Standardabweichung		6,037	
	Minimum		16	
	Maximum		33	

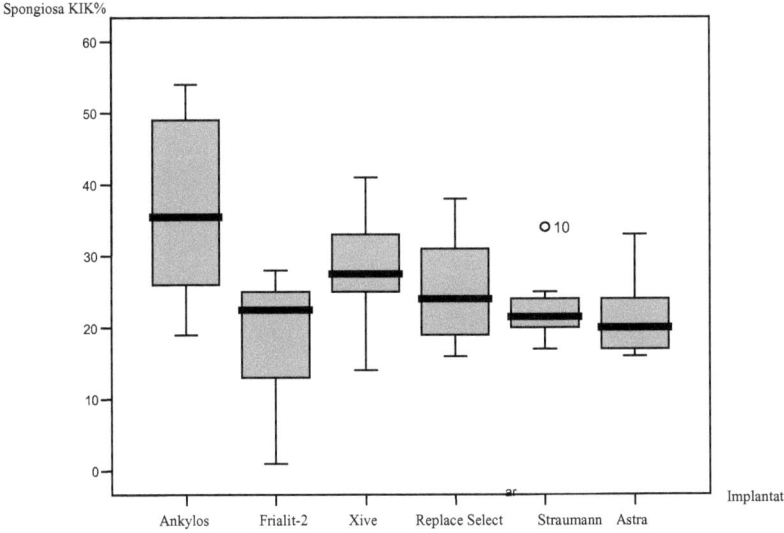

Box-Plot-Diagramm der KIK im spongiösen Knochen der einzelnen Implantatsysteme. Im spongiösen Knochen wiesen die Ankylos-Implantate die meisten KIK auf.

Univariate Statistiken

Knochenvolumen in der Spongiosa, Koronal			Statistik	Standard fehler
Ankylos	Mittelwert		21,900	1,7253
	95% Konfidenzintervall des Mittelwerts	Untergrenze	17,997	
		Obergrenze	25,803	
	5% getrimmtes Mittel		21,972	
	Median		22,500	
	Varianz		29,767	
	Standardabweichung		5,4559	
	Minimum		13,0	
	Maximum		29,5	
Frialit-2	Mittelwert		25,435	1,1863
	95% Konfidenzintervall des Mittelwerts	Untergrenze	22,751	
		Obergrenze	28,119	
	5% getrimmtes Mittel		25,331	
	Median		25,150	
	Varianz		14,072	
	Standardabweichung		3,7513	
	Minimum		20,8	
	Maximum		32,0	
Xive	Mittelwert		28,55	1,026
	95% Konfidenzintervall des Mittelwerts	Untergrenze	26,23	
		Obergrenze	30,87	
	5% getrimmtes Mittel		28,33	
	Median		27,50	
	Varianz		10,525	
	Standardabweichung		3,244	
	Minimum		25	
	Maximum		36	
Replace Select	Mittelwert		22,60	2,068
	95% Konfidenzintervall des Mittelwerts	Untergrenze	17,92	
		Obergrenze	27,28	
	5% getrimmtes Mittel		22,33	
	Median		20,50	
	Varianz		42,767	
	Standardabweichung		6,540	
	Minimum		15	
	Maximum		35	
Straumann	Mittelwert		24,00	1,424
	95% Konfidenzintervall des Mittelwerts	Untergrenze	20,78	
		Obergrenze	27,22	

Evaluation der Primärstabilität

Astra	5% getrimmtes Mittel		24,17	
	Median		25,00	
	Varianz		20,278	
	Standardabweichung		4,503	
	Minimum		15	
	Maximum		30	
	Mittelwert		15,750	1,1601
	95% Konfidenzintervall des Mittelwerts	Untergrenze	13,126	
		Obergrenze	18,374	
	5% getrimmtes Mittel		15,722	
	Median		14,750	
	Varianz		13,458	
	Standardabweichung		3,6686	
	Minimum		10,5	
	Maximum		21,5	

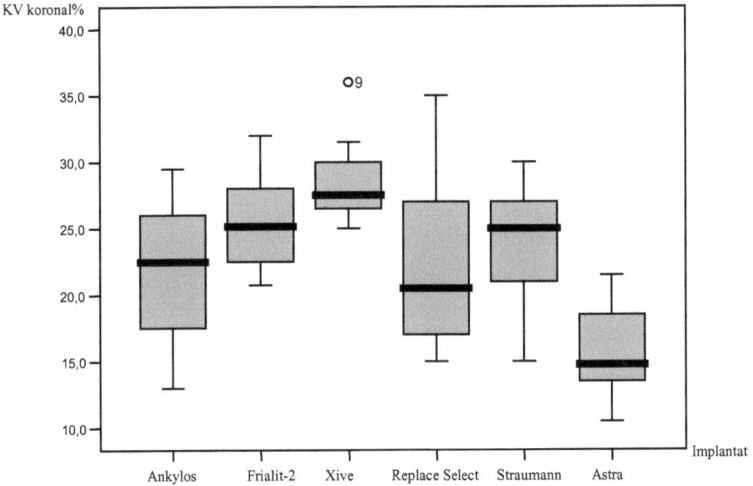

Box-Plot-Diagramm des Knochenvolumens im koronalen Anteil im Interface. Das meiste Knochenvolumen im koronalen Anteil im Interface fand man bei Xive-Implantaten.

Univariate Statistiken

Knochenvolumen in der Spongiosa, Apikal			Statistik	Standard fehler
Ankylos	Mittelwert		17,00	1,531
	95% Konfidenzintervall des Mittelwerts	Untergrenze	13,54	
		Obergrenze	20,46	
	5% getrimmtes Mittel		17,11	
	Median		17,50	
	Varianz		23,444	
	Standardabweichung		4,842	
	Minimum		7	
	Maximum		26	
Frialit-2	Mittelwert		21,210	1,7156
	95% Konfidenzintervall des Mittelwerts	Untergrenze	17,329	
		Obergrenze	25,091	
	5% getrimmtes Mittel		21,550	
	Median		23,250	
	Varianz		29,432	
	Standardabweichung		5,4251	
	Minimum		10,5	
	Maximum		25,8	
Xive	Mittelwert		24,15	2,434
	95% Konfidenzintervall des Mittelwerts	Untergrenze	18,64	
		Obergrenze	29,66	
	5% getrimmtes Mittel		23,58	
	Median		23,75	
	Varianz		59,225	
	Standardabweichung		7,696	
	Minimum		15	
	Maximum		44	
Replace Select	Mittelwert		24,15	2,434
	95% Konfidenzintervall des Mittelwerts	Untergrenze	18,64	
		Obergrenze	29,66	
	5% getrimmtes Mittel		23,58	
	Median		23,75	
	Varianz		59,225	
	Standardabweichung		7,696	
	Minimum		15	
	Maximum		44	
Straumann	Mittelwert		18,950	1,5924
	95%	Untergrenze	15,348	

Evaluation der Primärstabilität

Astra	Konfidenzintervall des Mittelwerts	Obergrenze	22,552	
	5% getrimmtes Mittel		19,083	
	Median		19,250	
	Varianz		25,358	
	Standardabweichung		5,0357	
	Minimum		9,5	
	Maximum		26,0	
	Mittelwert		13,45	,693
	95% Konfidenzintervall des Mittelwerts	Untergrenze	11,88	
		Obergrenze	15,02	
	5% getrimmtes Mittel		13,47	
	Median		13,75	
	Varianz		4,803	
	Standardabweichung		2,192	
	Minimum		10	
	Maximum		17	

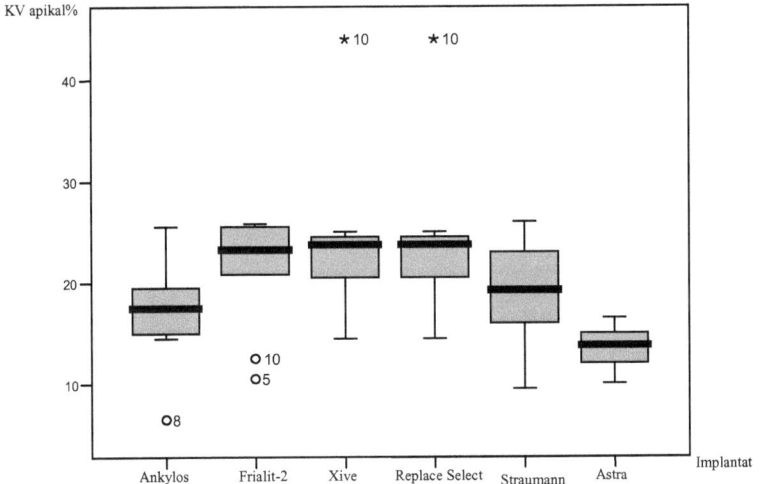

Box-Plot-Diagramm des Knochenvolumens im apikalen Anteil im Interface.
Im apikalen Interface wiesen die Xive- zusammen mit den Replace Select-Implantaten, leicht über den Werten der Frialit-Implantate, das meiste Knochenvolumen auf.

Evaluation der Primärstabilität

Univariate Statistiken

Knochenvolumen in der Spongiosa, Außerhalb des Interface			Statistik	Standard fehler
Ankylos	Mittelwert		18,555	1,4383
	95% Konfidenzintervall des Mittelwerts	Untergrenze	15,301	
		Obergrenze	21,809	
	5% getrimmtes Mittel		18,700	
	Median		19,000	
	Varianz		20,686	
	Standardabweichung		4,5482	
	Minimum		10,0	
	Maximum		24,5	
Frialit-2	Mittelwert		22,185	1,8254
	95% Konfidenzintervall des Mittelwerts	Untergrenze	18,056	
		Obergrenze	26,314	
	5% getrimmtes Mittel		22,150	
	Median		22,000	
	Varianz		33,322	
	Standardabweichung		5,7725	
	Minimum		14,0	
	Maximum		31,0	
Xive	Mittelwert		28,40	1,663
	95% Konfidenzintervall des Mittelwerts	Untergrenze	24,64	
		Obergrenze	32,16	
	5% getrimmtes Mittel		28,42	
	Median		26,50	
	Varianz		27,656	
	Standardabweichung		5,259	
	Minimum		20	
	Maximum		37	
Replace Select	Mittelwert		30,25	3,314
	95% Konfidenzintervall des Mittelwerts	Untergrenze	22,75	
		Obergrenze	37,75	
	5% getrimmtes Mittel		29,81	
	Median		28,25	
	Varianz		109,847	
	Standardabweichung		10,481	
	Minimum		17	
	Maximum		52	
Straumann	Mittelwert		23,50	1,560
	95%	Untergrenze	19,97	

Astra	Konfidenzintervall des Mittelwerts	Obergrenze	27,03	
	5% getrimmtes Mittel		23,22	
	Median		22,75	
	Varianz		24,333	
	Standardabweichung		4,933	
	Minimum		18	
	Maximum		35	
	Mittelwert		15,450	1,4690
	95% Konfidenzintervall des Mittelwerts	Untergrenze	12,127	
		Obergrenze	18,773	
	5% getrimmtes Mittel		15,417	
	Median		15,750	
	Varianz		21,581	
	Standardabweichung		4,6455	
	Minimum		7,5	
	Maximum		24,0	

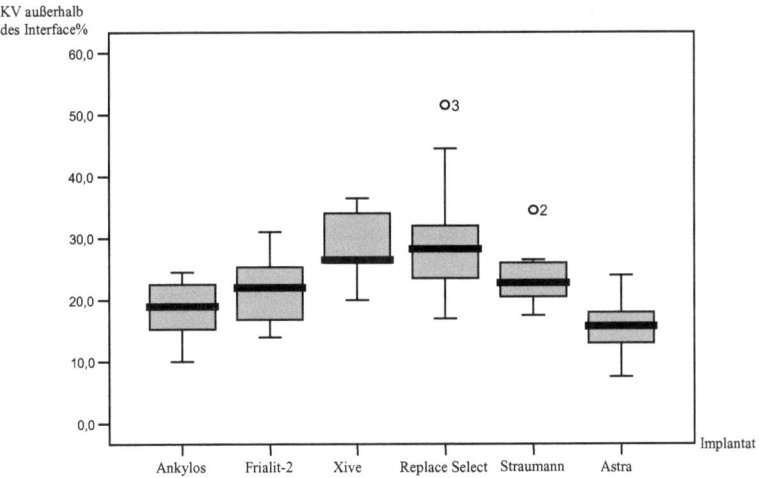

Box-Plot-Diagramm des Knochenvolumens außerhalb des Interface. Außerhalb des Interface fand man bei Replace Select-Implantaten, leicht über den Werten der Xive-Gruppe, das meiste Knochenvolumen.

Univariate Statistiken

Knochenvolumen in der Spongiosa, gesamte Knochenfläche			Statistik	Standardfehler
Ankylos	Mittelwert		19,4500	1,34928
	95% Konfidenzintervall des Mittelwerts	Untergrenze	16,3977	
		Obergrenze	22,5023	
	5% getrimmtes Mittel		19,6389	
	Median		20,3750	
	Varianz		18,206	
	Standardabweichung		4,26680	
	Minimum		9,75	
	Maximum		25,75	
Frialit-2	Mittelwert		23,322	1,1926
	95% Konfidenzintervall des Mittelwerts	Untergrenze	20,624	
		Obergrenze	26,020	
	5% getrimmtes Mittel		23,427	
	Median		24,250	
	Varianz		14,223	
	Standardabweichung		3,7713	
	Minimum		16,8	
	Maximum		28,0	
Xive	Mittelwert		26,350	1,1032
	95% Konfidenzintervall des Mittelwerts	Untergrenze	23,854	
		Obergrenze	28,846	
	5% getrimmtes Mittel		26,028	
	Median		25,500	
	Varianz		12,169	
	Standardabweichung		3,4885	
	Minimum		23,0	
	Maximum		35,5	
Replace Select	Mittelwert		25,725	1,9114
	95% Konfidenzintervall des Mittelwerts	Untergrenze	21,401	
		Obergrenze	30,049	
	5% getrimmtes Mittel		25,792	
	Median		24,375	
	Varianz		36,534	
	Standardabweichung		6,0443	
	Minimum		14,8	
	Maximum		35,5	
	Kurtosis		-,105	1,334
Straumann	Mittelwert		23,2500	1,67871
	95%	Untergrenze	19,4525	

Astra	Konfidenzintervall des Mittelwerts	Obergrenze	27,0475	
	5% getrimmtes Mittel		22,9167	
	Median		22,5000	
	Varianz		28,181	
	Standardabweichung		5,30854	
	Minimum		17,00	
	Maximum		35,50	
	Mittelwert		14,850	,7051
	95% Konfidenzintervall des Mittelwerts	Untergrenze	13,255	
		Obergrenze	16,445	
	5% getrimmtes Mittel		14,817	
	Median		14,550	
	Varianz		4,972	
	Standardabweichung		2,2297	
	Minimum		12,2	
	Maximum		18,1	

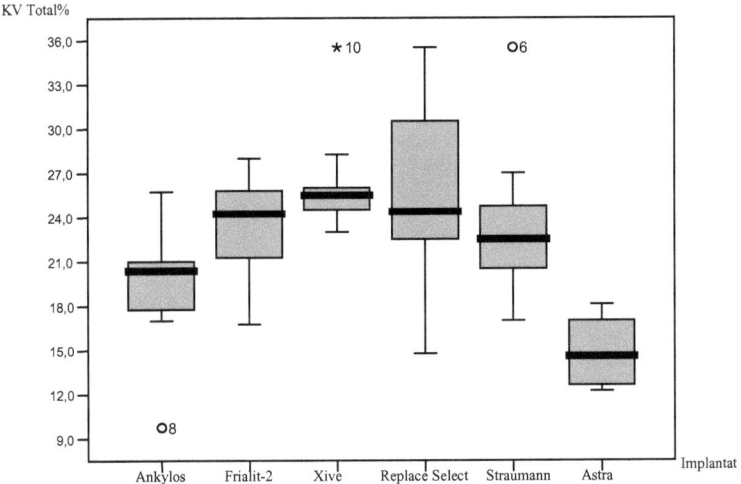

Box-Plot-Diagramm des gesamten Knochenvolumens der einzelnen Implantate.
Das meiste gesamte Knochenvolumen fand man bei den Xive-Implantaten, leicht über den Werten der Replace Select- und Frialit-2-Gruppe.

Diagramm

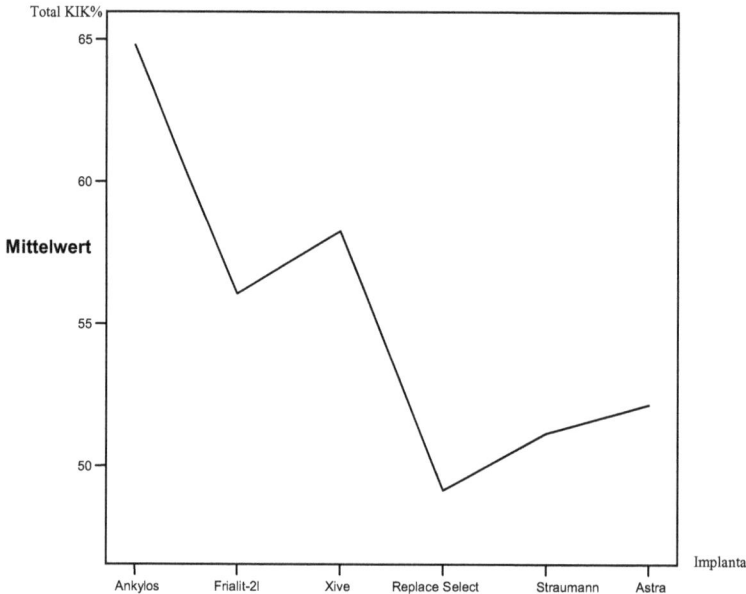

Mittelwert-Diagramm der gesamten KIK der einzelnen Implantatsysteme

Diagramm

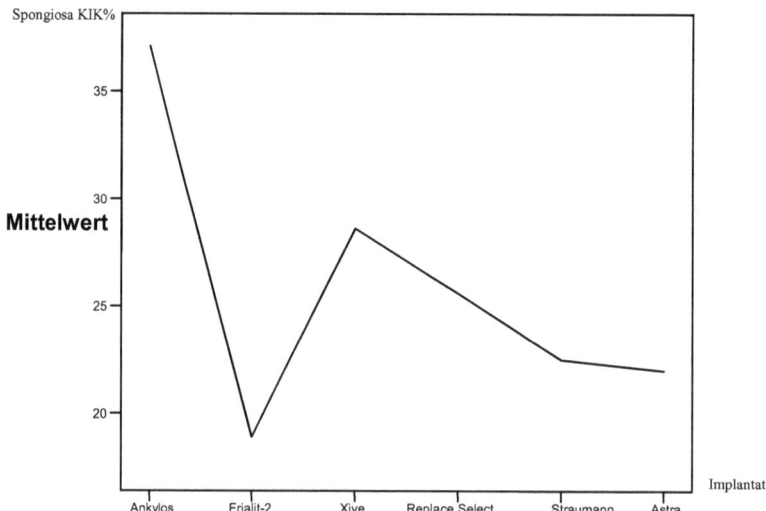

Mittelwert-Diagramm der KIK im spongiösen Knochen der einzelnen Implantatsysteme

Evaluation der Primärstabilität

Diagramm

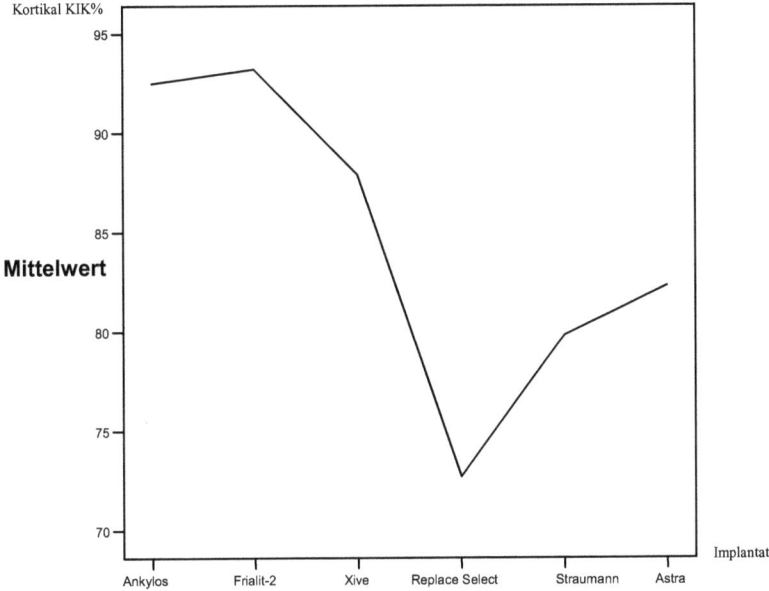

Mittelwert-Diagramm der KIK im kortikalen Knochen der einzelnen Implantatsysteme

Diagramm

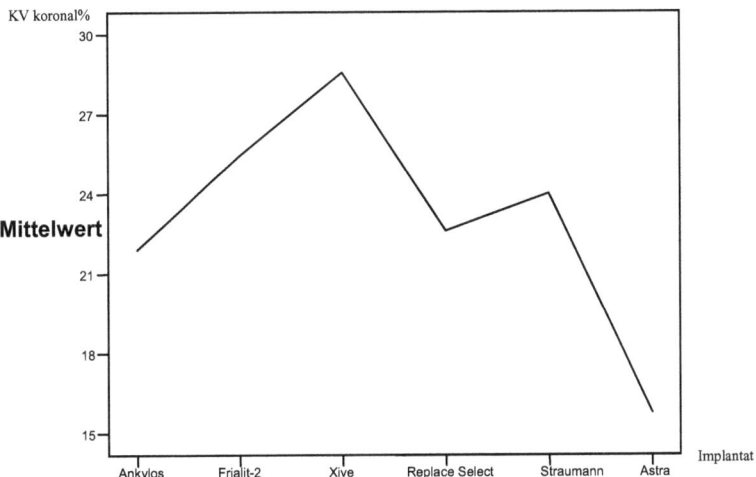

Mittelwert-Diagramm des Knochenvolumens im koronalen Anteil im Interface der einzelnen Implantatsysteme

Diagramm

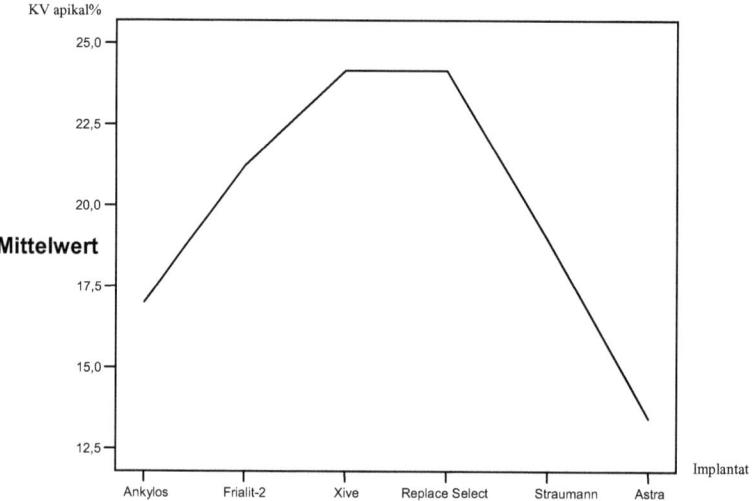

Mittelwert-Diagramm des Knochenvolumens im apikalen Teil im Interface der einzelnen Implantatsysteme

Diagramm

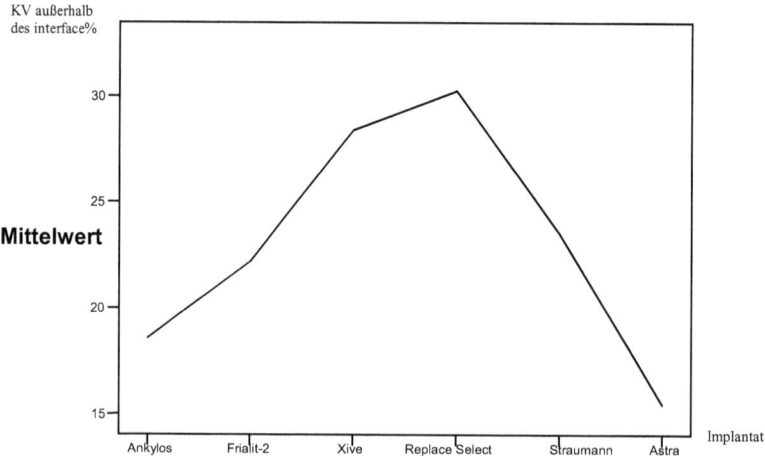

Mittelwert-Diagramm des Knochenvolumens außerhalb des Interface der einzelnen Implantatsysteme

Evaluation der Primärstabilität

Diagramm

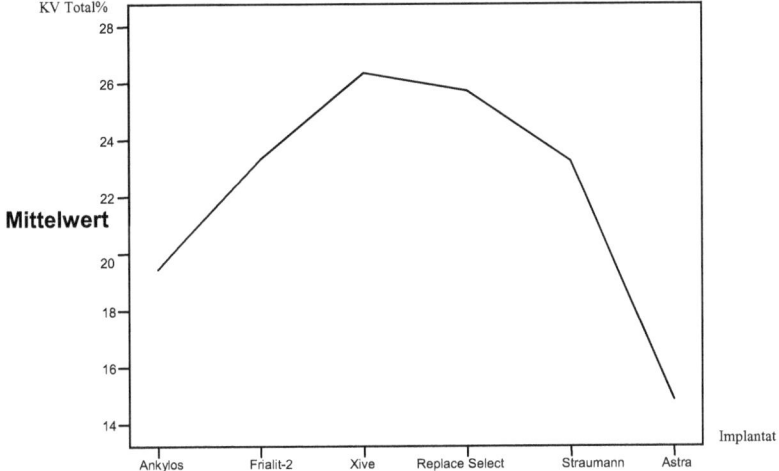

Mittelwert-Diagramm des gesamten Knochenvolumens außerhalb des Interface der einzelnen Implantatsysteme

Vergleich Radiologie mit Histologie

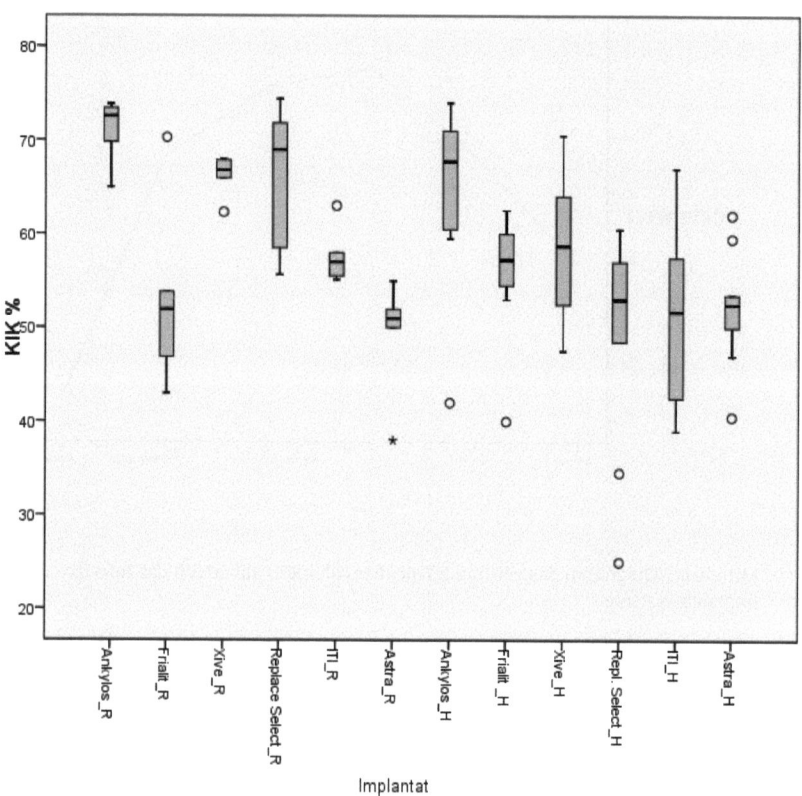

Box-Plot-Diagramm der gesamten KIK der einzelnen Implantatsysteme radiologisch (R) und histologisch (H).

Deskriptive Statistik

	Minimum	Maximum	Mittelwert	Standard-abweichung
Ankylos (R)	64,95	73,83	70,9040	3,68019
Frialit-2 (R)	43,00	70,28	53,1840	10,46161
Xive (R)	62,29	68,01	66,1840	2,33407
Replace Select R	55,67	74,39	65,8740	8,30388
Straumann (R)	55,15	63,00	57,7360	3,15733
Astra (R)	38	55	49,20	6,535
Ankylos (H)	42,0	74,0	64,800	9,5196
Frialit-2 (H)	40	62	56,05	6,309
Xive (H)	47,5	70,5	58,250	7,4096
Replace Select (H)	25	60	49,15	11,116
Straumann (H)	39,0	67,0	51,150	8,8758
Astra (H)	40,5	62,0	52,150	6,0049

R: Radiologie
H: Histologie

10. Danksagung

Mein besonderer Dank gehört meinem Mentor und Förderer, Herrn Prof. Dr. Georgios Romanos, für die Überlassung des Themas und seine Unterstützung während der gesamten Dauer der vorliegenden Arbeit, aber auch für seine Ratschläge und Hilfeleistung während der Durchführung der gesamten Arbeit.

Für die Durchführung der histologischen und histomorphometrischen Arbeiten bedanke ich mich bei Herrn Ass. Professor Dr. Alexandros Veis (Aristoteles Universität of Thessaloniki, Greece) und PD. Dr. Frank Schwarz (Uniklinik Düsseldorf), die mir sowohl bei der Bearbeitung als auch bei der Begutachtung der histologischen Präparate geholfen und mir die Software für die histomorphometrische Auswertung zur Verfügung gestellt haben.

Dr. Pablo Hess (Kelsterbach), Dr. Argiris Samiotis (Baden Baden) und Dr. Frank Spiegelberg (Frankfurt) danke ich für die Hilfe bei der Insertion der Implantate und für die schnelle und harmonische Zusammenarbeit.

Der Firma Scanco, besonders den Herren Bruno Koller und Markus Burkhart, danke ich für die professionele und schnelle Durchführung der mikroradiologischen Auswertungen und der Herstellung der mikroradiographischen Bilder.

Dank gebührt Frau Nina Krymchanska (ZZMK-Frankfurt) für die Unterstützung und Beratung bei den statistischen Fragen der vorliegenden Arbeit.
Meinen guten Freund und Computerspezialist Herrn Christos Digkas danke ich für die Hilfe bei der Formatierung der vorliegenden Arbeit.

Dem Kollegen Dr. Grigorios Thomaidis danke ich für seine mentale und berufliche Unterstützung während der gesamten Dauer der Arbeit und des Studiums, welche sich auch nach dem Studium im beruflichen Leben fortgesetzt hat. Er war immer für mich da, wenn sich ein Hindernis in meinen Weg gestellt hat und hat mir geholfen, es zu überwinden.

Der größte Dank aber gebührt zwei Personen, denen ich alles, was ich war, alles was, ich bin und alles, was ich jemals sein werde, zu verdanken habe, meinen Eltern, Chronis und Marianna.

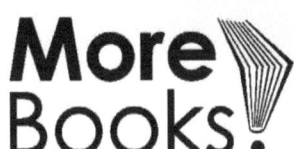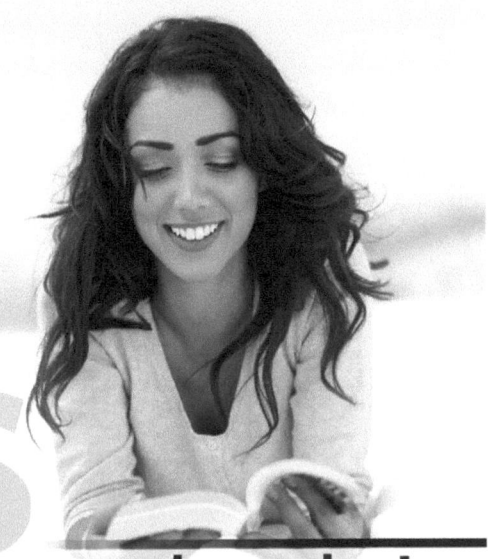

I want morebooks!

Buy your books fast and straightforward online - at one of the world's fastest growing online book stores! Environmentally sound due to Print-on-Demand technologies.

Buy your books online at
www.get-morebooks.com

Kaufen Sie Ihre Bücher schnell und unkompliziert online – auf einer der am schnellsten wachsenden Buchhandelsplattformen weltweit!
Dank Print-On-Demand umwelt- und ressourcenschonend produziert.

Bücher schneller online kaufen
www.morebooks.de

OmniScriptum Marketing DEU GmbH
Heinrich-Böcking-Str. 6-8
D - 66121 Saarbrücken
Telefax: +49 681 93 81 567-9

info@omniscriptum.com
www.omniscriptum.com

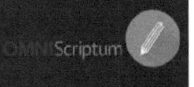

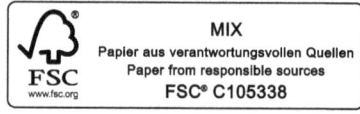

Printed by Books on Demand GmbH, Norderstedt / Germany